Contrast Atlas of Ultrasound and CT Clinical Application in COVID-19 Pneumonia

新型冠状病毒肺炎超声与CT对照图谱

中华医学会超声医学分会
中国医药教育协会超声医学专业委员会　组织编写

尹立雪　岳文胜　主编

全国百佳图书出版单位

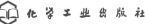
化学工业出版社

·北京·

影像学检查在疾病诊断、分期、动态评估和疾病转归等方面发挥着重要作用。

本图谱由中华医学会超声医学分会和中国医药教育协会超声医学专业委员会组织全国相关影像专家编写。内容针对影像和临床医师在抗击新型冠状病毒肺炎中的实际临床工作需求设计，收集了30余例典型新型冠状病毒肺炎患者的HRCT和同步超声影像图进行对照分析，试图为临床一线医师床旁快速诊断和治疗评估提供实时影像学依据，有助于提升对重症监护室患者进行及时有效的临床实时精准诊断和治疗能力。

本图谱将新型冠状病毒肺炎肺部超声和CT的影像基本征象、诊断流程对比并列呈现，有助于影像科、呼吸科、急诊科、ICU和超声科医师在短时间内对疾病进行诊断、分期与动态评估等。

图书在版编目（CIP）数据

新型冠状病毒肺炎超声与CT对照图谱/中华医学会超声医学分会，中国医药教育协会超声医学专业委员会组织编写；尹立雪，岳文胜主编. —北京：化学工业出版社，2020.3

　ISBN 978-7-122-36463-0

　Ⅰ.①新…　Ⅱ.①中…②中…③尹…④岳…　Ⅲ.①日冕形病毒-病毒病-肺炎-超声波诊断-图谱②日冕形病毒-病毒病-肺炎-计算机X线扫描体层摄影-诊断学-图谱　Ⅳ.①R563.104-64②R816.41-64

中国版本图书馆CIP数据核字（2020）第042533号

责任编辑：陈燕杰　张　蕾　　　　　　　文字编辑：何　芳
责任校对：宋　夏　　　　　　　　　　　装帧设计：关　飞

出版发行：化学工业出版社（北京市东城区青年湖南街13号　邮政编码100011）
印　　装：北京宝隆世纪印刷有限公司
710mm×1000mm　1/16　印张10　字数204千字　2020年5月北京第1版第1次印刷

购书咨询：010-64518888　　　　　　　售后服务：010-64518899
网　　址：http://www.cip.com.cn
凡购买本书，如有缺损质量问题，本社销售中心负责调换。

定　　价：80.00元　　　　　　　　　　　　　　　版权所有　违者必究

主　编

　　　　尹立雪　电子科技大学附属医院·四川省人民医院

　　　　岳文胜　川北医学院附属医院

副主编

　　　　谢明星　华中科技大学同济医学院附属协和医院

　　　　林　军　成都市公共卫生临床医疗中心

　　　　李　勇　川北医学院附属医院

　　　　周　鸿　西南交通大学附属医院·成都市第三人民医院

　　　　程印蓉　四川省成都市第一人民医院

　　　　宋建琼　四川省达州市中心医院

　　　　罗孝勇　四川省遂宁市中心医院

参　编

　　　　李焕兴　赵亚西　金　梅　郑小雪　蔡燕娟

　　　　周　洋　黄　多　曾　跃　苟　娟　刘凤君

　　　　史　蕊　曾　剑　张　娜　冯梦娟　江　敏

　　　　孙永林　谯　朗　崔方昭

前言

2019年12月，湖北省武汉市出现新型冠状病毒肺炎疫情。该冠状病毒基因序列显示与蝙蝠中发现的冠状病毒相似，但不同于其他冠状病毒，例如严重急性呼吸系统综合征冠状病毒（SARS）和中东呼吸综合征冠状病毒（MERS）。新型冠状病毒主要攻击人体肺部，病情进展迅速，严重时可导致大量肺泡损伤和进行性呼吸衰竭。

2020年1月21日，中华人民共和国国家卫生健康委员会将新型冠状病毒肺炎纳入《中华人民共和国传染病防治法》规定的乙类传染病，并采取甲类传染病的预防、控制措施。2月8日，新型冠状病毒感染的肺炎统一称谓为"新型冠状病毒肺炎"，简称"新冠肺炎"，英文名为"Novel coronavirus pneumonia"，简称为"NCP"。2月12日，世卫组织将其命名为Coronavirus disease 2019（冠状病毒疾病2019），简写为COVID-19。

COVID-19潜伏期为1～14天，多为3～7天，偶有长至24天，以发热、干咳、乏力为主要表现。重症患者多在发病1周后出现呼吸困难和（或）低氧血症，严重者可快速进展为急性呼吸窘迫综合征、脓毒血症休克、难以纠正的代谢性酸中毒和出凝血功能障碍及多器官功能衰竭等。老年人及有慢性基础疾病者预后较差。

COVID-19胸部影像学特征为早期呈现多发小斑片影及间质改变，以肺胸膜下明显。进而发展为双肺多发磨玻璃浸润影，严重者可出现肺实变，胸腔积液少见。

近年来，超声技术迅猛发展，其便携化、微型化功能突显，"口袋超声""掌中超声"等层出不穷，已发展成为一线医生手中的"可视化听诊器"。超声技术和设备正以其独特的技术优势，在重症病房得到广泛应用，成为重症监护室不可或缺的设备之一。

COVID-19患者病理显示间质改变明显，并且以肺外带明显、毗邻胸膜，因此为超声探查提供了机会，可以对不便移动的COVID-19重症患者肺部病变进行实时动态的影像学检测和治疗后病情的评估。COVID-19重症患者中，老年人和有基础疾病者居多，超声可同时针对患者其他基础疾病的靶器官如心、肝、肾等进行检查；可以针对重症患者的病情变化进行即时动态评估，如心肺结构功能、脑水肿、下肢深静脉血栓等；可以针对循环状态进行专项评估；可以进行穿刺置管等临床操作的引导。以上是超声技术方法在COVID-19诊断和治疗中的优势。

本书编者收集了30余例新型冠状病毒肺炎患者的HRCT和同步超声影像进行对照分析，试图为临床一线医师床旁快速诊断和治疗评估提供实时影像学依据，有助于提升对重症监护室的患者进行及时有效的临床实时精准诊断和治疗能力。

肺部超声检查也具有其局限性，如对轻症和早期病变价值有限，对深部病变和（或）未累及胸膜的病变不易诊断，在病变的定位、定量方面也存在不足。因此，肺部超声检查应在HRCT检查的基础上，主要用于重症和危重症患者肺部病情变化的影像学监测和评估。

衷心希望国内外的超声医学工作者不断总结经验和教训，形成共识和指南，更规范、科学、客观地将超声医学影像这个实用可视化技术方法更为广泛地应用到COVID-19患者的救治中，挽救更多的生命。

主编
2020年3月

目录

第一章　肺部超声检查的原理和主要特点

第一节　肺部超声检查的设备和原理

学习肺部超声，应首先掌握超声诊断仪器设备快捷使用方法，并了解超声成像的基本原理。

一、设备

新型冠状病毒攻击人体引起全身性炎症反应，使机体发生以肺部为主要损害部位的多器官衰竭，甚至死亡。作为一种安全、快速、便捷、准确和在床旁能够实施的新型冠状病毒肺炎（COVID-19）肺部疾病及其他脏器的可视化超声检查，设备必须要求精巧、启动快捷、操作界面简洁、图像清晰、功能较为齐全且易于消毒防护处理，以满足一线临床需要。

1.仪器和探头选择

超声检查设备选择多普勒超声诊断仪，要求具有清晰的二维超声声像图和同时可以进行定性及定量血流分析。

在肺部超声检查方面，根据疾病需要，探头可选择高频线阵探头（4～10MHz）、低频凸阵探头（1～5MHz）。高频线阵探头可作为新生儿和婴幼儿重症肺部病变检查首选的应用探头，也可应用于成人的胸壁、胸膜及胸膜下病变的检查；低频凸阵探头能够提供足够的扫查广度和深度，主要用于整体观察、较深部的肺组织病变、体型肥胖者患者、锁骨和胸骨上凹等特殊部位特殊人群的检查；彩色多普勒超声可以协助鉴别肺部低回声结构内的血流信息（图1-1）。

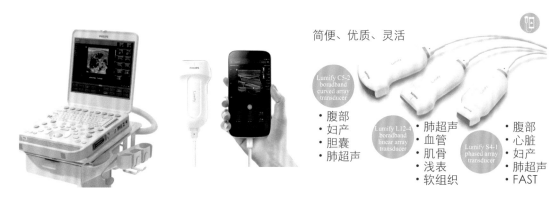

简便、优质、灵活

Lumify C5-2
boradband
curved array
transducer

- 腹部
- 妇产
- 胆囊
- 肺超声

Lumify L12-4
boradband
linear array
transducer

肺超声
血管
肌骨
浅表
软组织

Lumify S4-1
phased array
transducer

- 腹部
- 心脏
- 妇产
- 肺超声
- FAST

图1-1　多普勒超声诊断仪器和探头选择

2.图像的存储

检查新型冠状病毒肺炎（COVID-19）患者，图像存储是数字化管理和通信的关键所在。以往的解决办法是患者图像资料先存储于机器上或启动紧急的录像功能。

近年来，随着超声医学的发展，远程超声诊断系统的发明，不仅使影像设备在技术上获得了突破，更有助于医疗模式创新和应用领域拓展。便携式超声机器能够兼容Windows、Linux、Android、Mac等多个不同平台软件，通过无线WiFi实时或延时传输超声静态或动态图像信息到工作站进行图像存储，进行图像的规范化存储管理。与此同时，为加强临床一线医务人员疑难重症超声诊断水平，可建立以省级远程会诊为中心的基层远程医疗会诊平台，进行交互式远程会诊或离线式远程会诊的方式，有效加强临床一线医疗服务能力，提高疑难重症超声诊断水平，加强超声诊断质控管理。

二、原理

肺部超声表现主要基于对超声伪像的认识和分析。超声伪像是指超声显示的断层图像与其相应解剖断面图像之间存在的差异，表现为超声声像图回声信息特殊的增添、减少或失真，任何先进的超声诊断仪都存在超声伪像。超声伪像可能带来诊断的误诊或漏诊。但与此同时，可以利用某些脏器解剖结构和病灶出现的特征性伪像来提高对疾病的诊断与鉴别诊断。肺部超声成像相关的常见伪像有混响效应、振铃效应和声影等。

（1）混响效应（reverberation effect）　声束扫查体内平滑大界面时，部分声波返回探头表面后，又再次反射进入人体内，超声声束在探头和界面之间来回多次反射，声强逐渐减弱，在图像下方形成逐渐减弱的多条等距离条形回声。实质脏器成像时，微弱二次图形叠加在第一次图形中，不易识别。图形为大界面上方图形的重复、移位，正常人体内可见于膀胱前壁、胆囊底部、正常的肺部胸膜线下方和疾病状态下气胸下方，可见多条逐渐减

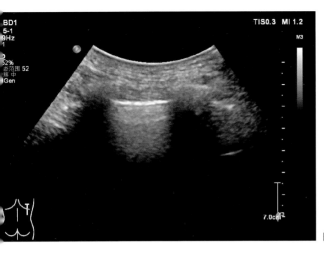

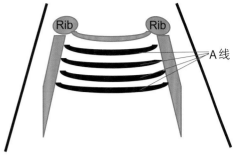

图1-2　肺部超声伪像：A线

正常肺部胸膜线下方产生的多条逐渐减弱
的等距离条形回声，即混响效应产生的伪像

弱的等距离条形回声，即混响效应产生的伪像（图1-2）。

　　（2）振铃效应（ringing effect）　又名声尾，指在声束传播途径中，遇到一层薄的液体层，且液体下方有极强的声反射界面为其条件。根据超声物理特性，气体与软组织或与液体间的声反射系数在99.9%以上，使绝大部分的入射声波产生反射返回，返回路径经薄层黏液前壁时再被反射向下，如此来回往复多次。声像图上见到长条状多层重复纹路分布的强回声带，极易辨认。振铃效应的强回声带常超越声像全长，可抵达更远处。胆囊壁内胆固醇结晶伴少量液体时，其后方出现的彗尾（comet tail）亦为振铃现象，肺内液体增多时可见振铃效应产生的B线（图1-3）。

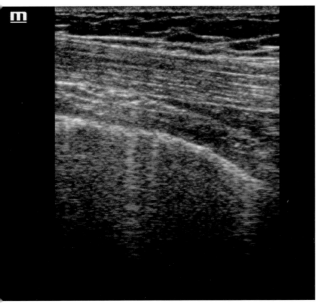

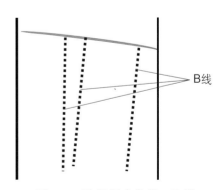

图1-3　肺部超声伪像：B线

　　声束传播途径中，遇到肺部胸膜线下一层薄的液体层，且液体下方有极强的气体声反射界面，入射声波在气体反射界面与薄层液体层前壁来回往复产生多次反射，声像图显示长条状多层重复纹路分布的强回声带，超越声像图全长，抵达远处，随呼吸来回移动

（3）声影（acoustic shadow） 指在常规DGC正补偿调节下，在组织或病灶后方所显示的回声低弱甚或接近无回声的平直条状区。声影系声路中具较强衰减体所造成，高反射系数物体（气体）下方和高吸收系数物体（骨骼、结石、瘢痕）下方均会出现声影。

第二节 肺部超声检查诊断的主要特点

一、方便快捷的诊断工具

肺部超声采用常规二维超声基本能满足疾病的诊断和评估。此次新型冠状病毒肺炎（COVID-19）病毒同时造成多种组织和器官损伤，亟待进行多器官如心、脑、肺、肝、肾及血管整体评估。设备需满足精巧、操作界面简洁、图像清晰、功能较为齐全且易于消毒防护处理等要求。

便携式超声机器需配备无线WiFi实时或延时传输超声静态或动态图片功能，可同步实施远程医疗会诊、图像的规范化存储处理和超声诊断质控管理，实现跨机构、跨区域和跨专科协作（图1-4）。

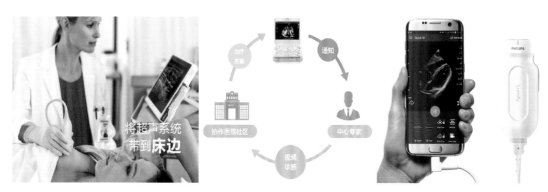

图1-4 临床方便快捷和智能化的超声诊疗方案

方便快捷的便携超声机器，具有无线WiFi实时或延时传输超声静态或动态图片功能，可同步实施远程医疗会诊、图像的规范化存储处理

二、肺部气-液比例改变是肺部超声成像的基础

超声波的物理特性决定，超声波传播过程中遇到气体几乎将产生全反射。人体肺

组织是含气的器官，气-液比值为0.98。由于存在骨性胸廓遮挡，正常情况下，声波难以穿过肺组织进行诊断。当急性呼吸窘迫综合征（acute respiratory distress syndrome，ARDS）、多器官功能障碍综合征（multiple organ dysfunction，MODS）等疾病状态下导致肺间质综合征、肺实变、气胸、胸腔积液等，肺部气-液比例改变，液体出现增多或减少。液体增多致病变累及胸膜，使肺部可视声窗打开，超声可以传播进行疾病的诊断。液体减少时肺部超声也有特征性声像图改变。肺部不同疾病的气-液比例不同，声像图表现不同。肺部超声成为重症或隔离病房进行肺部疾病诊断和评估的重要可靠的方法（图1-5）。

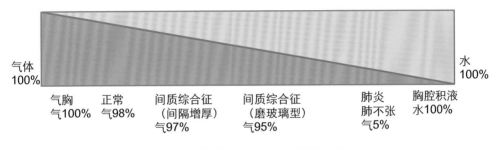

图1-5 肺部疾病气-液比例的改变

肺间质综合征、肺炎、肺不张、气胸、胸腔积液等疾病状态下，肺部气-液比例发生改变，液体增多和减少，肺部超声声像图有特征性声像图改变，给诊断提供了依据

三、所有超声征象均起自胸膜线

位于正常肺组织深部的病变，由于超声物理特性决定，声波遇到气体将产生几乎全反射，故检查难以探及肺组织深部的病变。肺部病变靠近外周并累及胸膜时超声能够探及并进行分析。所有超声征象都起自胸膜线，胸膜线是由脏层和壁层胸膜的界面回声反射构成，超声声像图表现为规则、光滑的线状高回声，正常情况下胸膜线厚度<0.5mm，脏层胸膜随呼吸可移动。

四、肺是人体最大器官，检查定位务必准确

肺是全身容量最大的器官，成人肺大约有3亿个肺泡，肺泡的表面积大约有100m^2。患者病情危重时要求肺部超声检查时间短，且难以全面覆盖扫查，因此要求定位准确，原则是按照设定的肺部超声检查的步骤和顺序实施扫查，重点区域的扫查原则为超声探头与查体听诊、触诊位置一致的区域。

五、肺部超声伪像协助肺部疾病的认识和分析

人体作为一种复合的声学介质，其特点是声阻抗（密度与声速乘积）的不连续性和存在声波传导过程中的非线性因素，使超声检查过程中声像图产生伪像，伪像的存在是普遍的、绝对的。超声伪像不是完全无益处，在很多脏器出现不同病理生理改变时，可以利用特征性伪像来提高疾病的诊断与鉴别诊断。肺部超声常见的伪像有混响效应、振铃效应和声影等。病理状态下，肺部气-液比例的改变会出现不同超声声像图特征性改变。超声仪器可在特定的环境中和临床条件下到患者床边排查肺部疾病改变的若干原因，指导临床诊疗方案的制订。

六、超声对肺部疾病的判断应结合呼吸运动动态评估

尽管静态的超声伪像能进行部分肺部疾病的诊断，但肺为呼吸运动器官，结合呼吸运动动态评估是提高疾病诊断和鉴别诊断的基本原则之一。肺部多数超声基本征象（肺点、胸膜滑动征、沙滩征、动态支气管充气征、窗帘征、条码征等征象）均建立在呼吸运动动态评估上，可利用动态的超声基本征象进行气胸、胸腔积液、肺不张或肺实变、肺泡间质综合征、肺栓塞等疾病诊断和鉴别诊断。在重症疾病治疗中，肺部超声动态监测还可提供膈肌功能、容量负荷状态和肺部疾病治疗疗效评价，对于呼吸衰竭的鉴别诊断、ARDS的肺复张、机械通气的撤机有明确的价值。

七、急性肺部病变多具有表面性、弥漫性和局限性特征

（1）表面性　肺部是一个特殊的器官，多数病变都靠近胸膜，超声检查可用于98%～100%的危重疾病查找原因。在肺部疾病状态下，胸腔积液和气胸总是贴着胸膜，多数肺实变也贴着胸膜，急性肺部感染肺间质综合征常常弥漫累及双肺表面，这些都为肺部超声检查提供了可视化窗口。累及肺表面的肺部疾病一定程度反映深部肺组织的病变情况。胸部X线集成叠加式地表现了胸膜、肺泡和间质的情况，超声可以将肺部可见结构逐一清晰呈现。

（2）弥漫性　急性肺部疾病病变较广泛，常累及双侧肺。因此，准确的、标准化的位点检查能够满足疾病诊断评估的需要。准确的标准化的位点检查可以短时间快速完成，为患者赢得抢救时间。

（3）局限性　在急性肺部疾病中，部分病变局限在肺部左右叶（肺实变、肿瘤、梗

死），不随体位发生变化，超声扫查时可以稳定地在局部区域进行检查和诊断。部分患者由于长期卧床，液体向下沉积，低垂部位间质改变较重（间质性肺炎），扫查时应重点排查体位位置低的部位。部分患者病变累及胸膜腔，如气胸、胸腔积液发生在较大的胸腔内，可随着体位移动变化，不规则，不断发生改变。临床诊断中，应掌握疾病发生特性，选择合适体位和检查位点，提高疾病的检出率。

第二章　肺部超声检查的方法和基本征象

第一节　肺部超声检查的方法

　　肺部超声检查前，为加强质量控制管理，提高病灶准确的定位和分析，应加强检查流程的标准化，对左、右侧胸部检查分区检查，提高检查可重复性。

一、检查体位和扫查步骤

　　患者体位可以采取仰卧位、半卧位或侧卧位进行肺部超声检查。以腋前线和腋后线为界，可将胸部纵向分为前区、侧区和后区三部分，再沿肋间隙进行横向分区和定位。

　　检查过程中，探头应始终保持与胸壁垂直，垂直于肋骨长轴进行纵向扫查和沿肋间隙进行横向扫查。

　　目前在国内外有5个被较为认可的肺部超声检查流程用于指导临床的诊断和评估：① BLUE（bedside lung ultrasound in emergency）流程，急诊床旁肺部超声流程，应用最广泛，常用于急性呼吸衰竭原因的快速诊断；② FALLS（the fluid administration limited by lung sonography protocol）流程，肺部超声指导液体治疗流程，用以明确发生在复杂的、肥胖等患者或复杂情况时（长时间手术、长时间重症监护）的心源性、低容量性和分布性休克类型，指导急性循环衰竭的液体处理治疗；③ PLAPS流程，后侧壁肺泡/胸膜综合征的诊断流程；④ LUCI（lung ultrasonography in the critically ill）流程，重症肺部超声；⑤ LUCIFLR（LUCI favouring limitation of radiation）流程，减少重症患者放射危害的肺部超声。

　　肺部超声常规扫查分为以下四个步骤。

　　第一步：患者取仰卧位，扫查前胸壁，观察有无气胸或肺气肿。

第二步：患者仍为仰卧位，将扫查范围从前胸壁移到侧胸壁，仔细排查有无胸腔积液和肺部实变。

第三步：患者略呈侧卧体位或略抬高患者的同侧身体，进行背部扫查，排查前两步检查可能漏诊的少量胸腔积液和范围较小实变区。

第四步：患者取完全侧卧位或坐立位检查，观察整个背部有无病变。

二、常用的BLUE流程和FALLS流程

1. BLUE流程

这是用于急性呼吸衰竭原因的快速诊断，规范的操作可以保证BLUE流程有90.5%的准确率，是目前肺部超声最常用的方法。

各BLUE位点定位：将上面手的小指放在锁骨下面，指尖位于中线，下面的手在上面手的下方。肺部左右侧上BLUE点右侧定位点位于右侧第三肋间隙锁骨中线偏外侧（左手第三、第四掌指关节处）和左侧定位点位于左侧第三肋间隙锁骨中线偏外侧（右手第三、第四掌指关节处）；下BLUE点于右侧定位点位于右侧乳头偏外侧（右手掌心位置）和左侧定位点位于左侧乳头偏外侧（左手掌心位置）；膈肌点右肺定位点位于右手小指下缘线与腋中线的交点和左肺定位点左手小指下缘线与腋中线的交点；肺泡胸膜综合征PLAPS点右肺定位点位于右侧下BLUE点延长线与腋后线的交点和左肺定位点位于左侧下BLUE点延长线与腋后线的交点；后蓝点右肺定位点位于右侧肩胛下线与脊柱之间的区域和左肺定位点位于左侧肩胛下线与脊柱之间的区域（图2-1）。

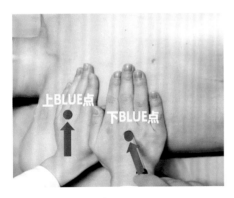
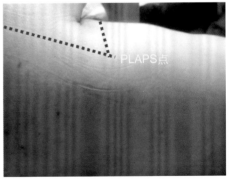

A　　　　　　　　　　　　　　　　B

图2-1　BLUE流程肺部各位点定位图

手小指放在锁骨下面，指尖位于中线，下面的手在上面手的下方。肺部上BLUE点位于第三肋间隙锁骨中线偏外侧（手第三、第四掌指关节处）；下BLUE点位于乳头偏外侧（手掌心位置）（A）；肺泡胸膜综合征PLAPS点定位点位于下BLUE点延长线与腋后线的交点（B）

　　探头放在前胸壁的标准检查位置后，就开始采用BLUE流程进行观察和分析。

　　首先观察肺滑动征。如果肺滑动征存在，存在明显的A线，下一步需要做静脉系统的检查排除肺栓塞。如果没有，接下来需要在PLAPS点寻找是否存在PLAPS。如存在PLAPS，提示肺炎。如果没有PLAPS，提示COPD或者哮喘。如果患者肺部一侧A线另一侧无，则提示一侧肺炎可能。如果患者存在双侧B线，下一步需要寻找肺点。如果存在肺点，则提示气胸；如果没有肺点，倾向于优先诊断血流动力性的肺水肿。BLUE流程的准确性为91%（图2-2）。

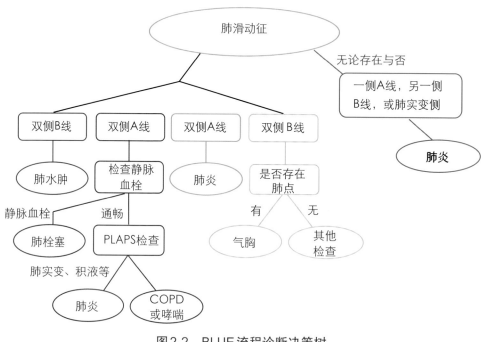

图2-2　BLUE流程诊断决策树

2.FALLS流程

　　该流程使用的是最简单有效的心脏超声和BLUE流程联合诊断，没有临床研究支持，但可以被视为一个具有潜力的方法。同样的超声仪器和同样的探头，首先寻找有无心包积液，有无扩大的右心室，然后寻找肺点，排除梗阻性休克。下一步观察B线有无增多，若无B线增多，可排除左心室衰竭导致的心源性休克。

　　患者若无肺点也无B线增多，考虑低血容量性休克，可以给患者液体复苏。在液体复苏后，患者循环衰竭的临床或生物学表现有所改善，而A线未发生变化，说明患者为低血容量性休克。如果临床情况没有改善，继续进行液体复苏。当胸前壁B线出现时说明因液体复苏导致的医源性间质综合征产生，停止液体复苏，此即FALLS流程的终点（图2-3）。

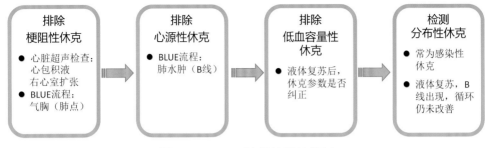

图2-3　FALLS流程诊断决策树

第二节　肺部超声检查的基本征象

肺是人体主要的呼吸器官，含有大量气体。在肺的超声检查中，由于超声的物理特性，超声传播路径上遇到气体几乎发生全反射，导致超声对正常肺组织不能显像。因此，长期以来，肺部一直被认为是超声检查的盲区。随着对肺部超声不断总结，发现肺部在病理状态下，肺组织内气-液比例会发生改变，出现的超声伪影也在动态变化。根据伪影变化，超声能对多种病理状态下的肺部疾病做出诊断和对治疗进行评估。肺部超声实现了肺部病理生理的可视化诊断，被誉为可视化听诊器。

肺部超声可以准确诊断多种肺部疾病，对气胸、肺实变和胸腔积液比胸部X线具有更高诊断准确性和敏感性，可以监测病情变化、评估肺通气及膈肌功能指导临床治疗方案的制订。

（1）气胸　肺部超声对气胸诊断的准确率高于胸部X线，若以CT为参照，超声的敏感度可达到90%。

（2）肺炎　肺部超声诊断肺炎的特异性和敏感性可达到96%及90%，但无法量化评估肺炎病情的严重程度，与CT相比，胸膜线下方气体深面、肺门周围的病变敏感性较差，故目前肺部超声仅作为危重症患者或感染隔离病房空窗期的重要检查手段。

（3）胸腔积液　超声检查是胸腔积液首选的检查方法，可以评估积液量多少，初步判断积液性质，确定穿刺部位，超声引导下进行积液置管引流。以CT作为金标准，超声对于胸腔积液诊断的特异度达到93%，对机械通气及其他重症患者利用超声诊断少量胸腔积液的敏感度高于床旁胸片检查。

（4）肺栓塞　床旁肺部超声诊断的敏感度为71%，特异度为95%，肺栓塞超声诊断的优势可以进行多系统联合检查,寻找栓子的可能来源,除寻找肺部病灶外,下肢静脉血管检查和心脏的超声检查三者联合使用可使肺栓塞诊断的敏感度达到90%。

(5)肺肿瘤　肺部超声对近胸壁的周围型肺肿瘤,显示率可达91%,可获得与CT相似的断层成像。

(6)急性呼吸窘迫综合征(acute respiratory distress syndrome,ARDS)　肺部超声可早期识别ARDS,早于血气分析PaO_2/FiO_2的变化,当肺实变、弥漫性肺水肿与胸膜线超声检查异常三种征象同时存在时,诊断ARDS敏感度和特异度均可达100%。

肺部超声诊断主要基于对10个正常和异常超声征象的识别和分析。

一、正常征象

1.蝙蝠征(bat sign)

患者一般取平卧位,超声探头垂直胸膜,探头长轴与两侧锁骨中线或腋中线平行,与肋骨长轴相垂直。两个肋骨表现为平滑弧形强回声,后方伴有明显声影,在肋骨下方约0.5cm深处胸膜呈线性高回声线,此即胸膜线,随呼吸往复运动。上下相邻两肋骨和肋骨声影形似蝙蝠的翅膀,中间胸膜线的超声声像图形似蝙蝠的身体,因此被称为蝙蝠征(图2-4)。

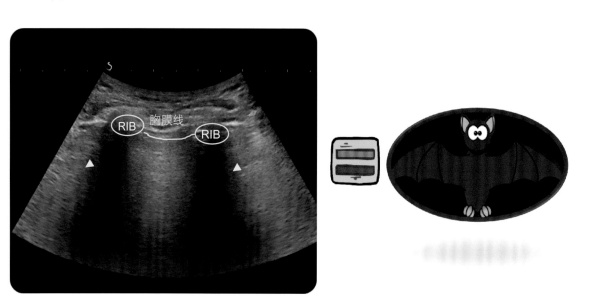

图2-4　肺部超声基本征象:蝙蝠征

进行肺部超声扫查时,探头与肋骨长轴相垂直,声像图表现为上下相邻两肋骨和肋骨声影形似蝙蝠的翅膀,中间胸膜线的超声声像图形似蝙蝠的身体,因此被称为蝙蝠征

2.胸膜滑动征（lung sliding sign）与沙滩征（seashore sign）

正常情况下，脏层胸膜和壁层胸膜之间在呼吸运动时会有明显的相对滑动。超声实时动态扫查时，可观察到含气肺表面的线状高回声（胸膜线）随呼吸运动产生相对肋骨的上下滑动，往复运动，此征象称为胸膜滑动征。采用M型超声观察，胸壁各层结构固定不动随时间描画出静止的平行线，其深方胸膜线下方随呼吸运动产生沙粒样图像，类似海边的沙滩，因此，此征象称为沙滩征（图2-5）。

3.A线（A-line）

A线是胸膜与肺界面声阻抗的差异产生多重反射而形成的伪像，位于胸膜线下方，超声声像图呈一系列与之平行的光滑、清晰、规则的线性高回声，彼此间距相等，回声强度由浅入深逐渐减弱至消失（图2-6）。

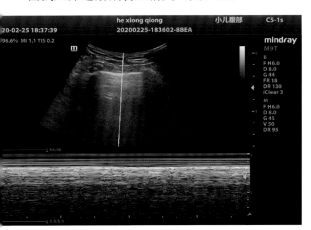
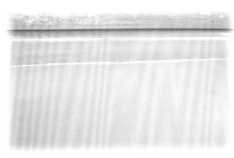

图2-5　肺部超声基本征象：沙滩征

采用M型超声观察，胸壁各层结构固定不动随时间描画出静止的平行线，其深方胸膜线下方随呼吸运动产生沙粒样图像，类似海边的沙滩，因此，此征象称为沙滩征

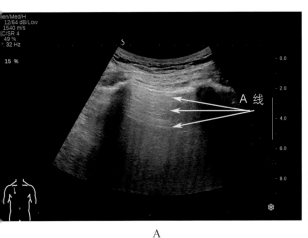

A

图2-6　肺部超声基本征象：A线

A线是胸膜与肺界面超声声阻抗的差异产生多重反射而形成的伪像，超声声像图表现为胸膜线下方见一系列与之平行的光滑、清晰、规则的线性高回声，彼此间距相等，回声强度由浅入深逐渐减弱至消失。图中A为胸膜线下横行的线状回声为线，B为A的示意图

正常肺组织中一般可以显示2～3条A线，A线可以出现在正常含气肺表面，也可以是气胸时的一种特异表现，气胸时局部可见肺点，局部胸膜滑动征消失，可以与正常A线鉴别。

二、异常征象

1. B线（B-line）和火箭征（lung rockets sign）

当肺组织中液体量增加时，气-液比例改变，超声在气-液局部气体和水的界面上产生强烈混响而形成振铃效应，声波被多次反射且放大，形成彗星尾征。

B线的特点是起自胸膜线并与之垂直，呈放射状延伸至图像深方而不发生明显衰减的短线层状高回声，随呼吸往复运动。正常情况下，约有28%的人膈上最低位两肋间处会显示1～2条"彗星尾"。

当肺部肺水肿发生，肺部气-液比例减小，B线增多。当B线间距为7mm时，又叫B7线，由增厚的小叶间隔所致，提示间质性肺水肿；当B线间距为3mm，又叫B3线，符合CT见到的毛玻璃样改变，提示肺泡性肺水肿。单个切面中，两肋间在一个超声视野可以见到多根B线，像火箭发射，因此，又称为火箭征。火箭征是急性肺水肿的声像图特点之一。气胸时，B线消失，胸膜滑动征消失（图2-7）。

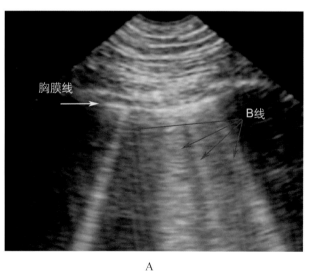
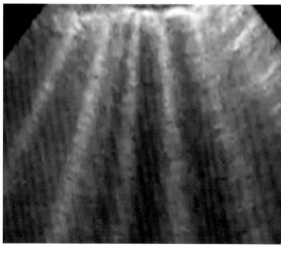

A

B

图2-7 肺部超声基本征象：B线和火箭征

B线起自胸膜线并与之垂直，呈放射状延伸至图像深方而不发生明显衰减的短线层状高回声，随呼吸往复运动（A）。单个切面中，两肋骨间在一个超声视野见到多根B线，像火箭发射，因此，又称为火箭征（B）

2.肺实变（lung consolidation sign）和碎片征（shred sign）

各种原因导致肺组织含气量明显减少或消失，气-液比明显降低至约0.1，大量肺泡被渗出性液体或漏出性液体填充，超声波能够传播并成像，其图像特征与肝脏、脾脏类似，又称为肺实变。

如实变范围较小，局限在肺叶内，与周围含气肺组织的边界不规则，表现为不规则的碎片状强回声，称为碎片征（图2-8）。

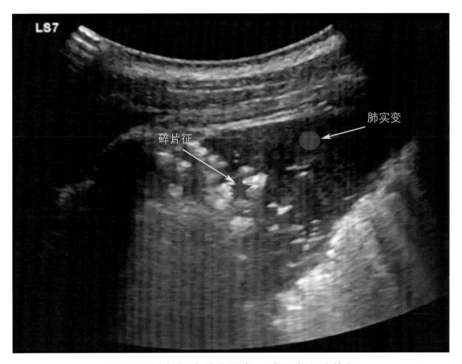

图2-8　肺部超声基本征象：肺实变和碎片征

肺实变是各种原因导致肺组织含气量明显减少或消失，气-液比明显降低至约0.1，大量肺泡被渗出性液体或漏出性液体填充，超声波能够传播并成像，成像图像与肝脏、脾脏实性结构相似。碎片征为肺实变范围较小，局限在肺叶内，与周围含气肺组织的边界不规则，表现为不规则的碎片状强回声而得名。图中右侧箭头所指为肺实变区，图中左侧箭头所指为肺实变边缘碎片征改变

3.支气管充气征（air bronchogram sign）

实变的肺组织内出现的点状或线状强回声，称为支气管充气征。根据其是否具有动态变化可进一步分为动态和静态支气管充气征。

其中，动态支气管充气征是动态观察实变肺内的气体强回声随着呼吸出现的离心性

位置变化现象。如支气管通畅，随呼吸运动，动态观察气体强回声，超声表现一暗一明的表现，且有位置变化，实变肺内强回声变化距离＞1mm可以作为判定为阳性的标准（图2-9）。

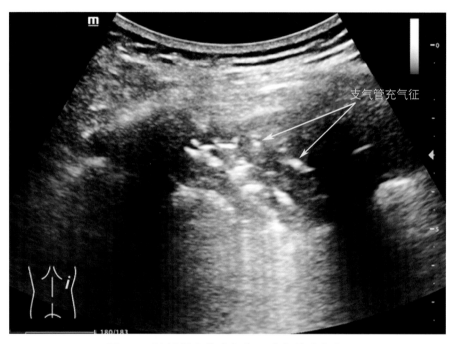

图2-9 肺部超声基本征象：支气管充气征

实变的肺组织内出现的气体的点状或线状强回声，称为支气管充气征。根据其是否具有动态变化，可进一步分为动态和静态支气管充气征来进一步鉴别肺实变和肺不张。图中箭头所指为肺实变区域内支气管内气体

如支气管不通畅，实变肺内强回声不随呼吸而改变，呈与支气管形状一致的高回声影像。此征象是鉴别肺实变和阻塞性肺不张的重要征象。

4.四边形征（quard sign）和正弦波征（sinusoid sign）

四边形征和正弦波征均为少量胸腔积液的特征性征象。四边形征是指少量胸腔积液的静态征象，胸腔积液时积液将壁层胸膜线和脏层胸膜线分离，与上、下肋骨的声影一起构成四边形的形状。

正弦波征是指在M型超声模式下扫查积液区，呼吸过程中脏层与壁层胸膜间距在吸气相下降和呼气相增加的循环变化的超声声像图，呈类似正弦波样的改变（图2-10）。

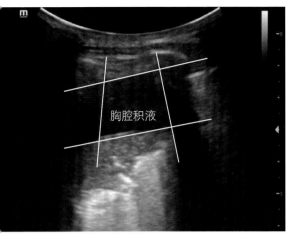
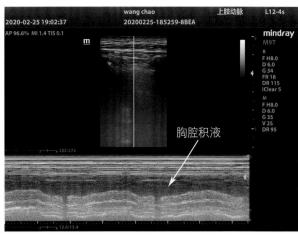

A   B

图2-10 肺部超声基本征象：四边形征和正弦波征

四边形征是指少量胸腔积液时积液超声声像图可观察到壁层胸膜线和脏层胸膜线分离，与上、下肋骨的声影一起构成四边形的形状。正弦波征是指在M型超声模式下扫查积液区，呼吸过程中脏层与壁层胸膜间距在吸气相减小和呼气相增大的循环变化的超声声像图，超声声像图呈类似正弦波样的改变。A为四边形征，B为正弦波征

5.条码征（bar code sign）或平流层征（stratosphere sign）

气胸时，胸膜腔中含有空气，壁层和脏层胸膜分离，入射超声波被胸膜腔气体反射而无法到达肺组织，不能对脏壁层胸膜运动进行观察，胸膜滑动征消失。气胸时，肺组织不能观察。因此，B线不显示，仅存在A线。采用M型超声动态扫查，胸膜线下方的颗粒样点状回声被一系列平行线所替代，称平流层征或条码征（图2-11）。

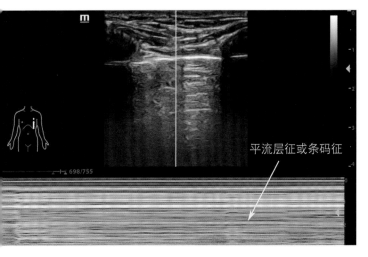

图2-11 肺部超声基本征象：条码征或平流层征

气胸典型声像图改变，胸膜腔中含有空气，壁层和脏层胸膜分离，入射超声波被胸膜腔气体反射而无法到达肺组织，超声声像图中B线不显示，仅存在A线。采用M型超声动态扫查，胸膜线下方的颗粒样点状回声被一系列平行线所替代，称平流层征或条码征。图中箭头所指胸膜线下M型超声显示的多条平行线，即平流层征或条码征

6.肺点（lung point）

肺点为气胸的特异性征象，是正常肺与气胸的交界点。实时超声下肺滑动征存在（胸膜滑动和B线存在）与消失（胸膜滑动和B线消失）交替出现的分界点称为肺点，吸气时可见正常肺表现，呼气时胸膜滑动消失，M型超声呈平流层征或条码征与沙滩征交替出现。

观察肺点需要采用超声仪在某一固定点连续观察数个呼吸周期。临床工作中可以根据肺点的位置初步判定气胸的范围。肺点用于诊断气胸的特异度达到100%，敏感度66%，对床旁X线胸片阴性的前胸部气胸诊断敏感度可达到79%。目前，肺点被认为是超声诊断气胸的金标准（图2-12）。

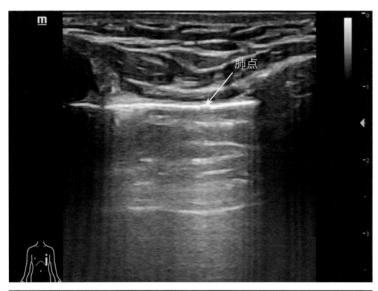

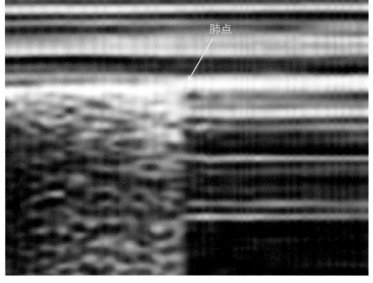

图2-12　肺部超声基本
征象：肺点

肺点为气胸的特异性征象，即正常肺与气胸的交界点。实时动态超声声像图上表现为肺滑动征存在（胸膜滑动和B线存在）与消失（胸膜滑动和B线消失）交替出现的分界点。图中箭头所指正常肺与气胸的交界点即肺点

7.肺搏动征（lung pulse）

当肺实变范围较大、程度较重或心跳增强时，心脏搏动通过肺组织传至胸壁，在实时M型超声下可观察到胸膜线与心脏搏动节律具有一致的搏动，称为肺搏动征。此征象可用于肺实变诊断和鉴别诊断，如果肺实变伴有肺搏动征，但动态支气管征为阴性，提示气管梗阻性肺不张；如果肺实变伴有肺搏动征，动态支气管征为阳性，则提示肺炎实变（图2-13）。

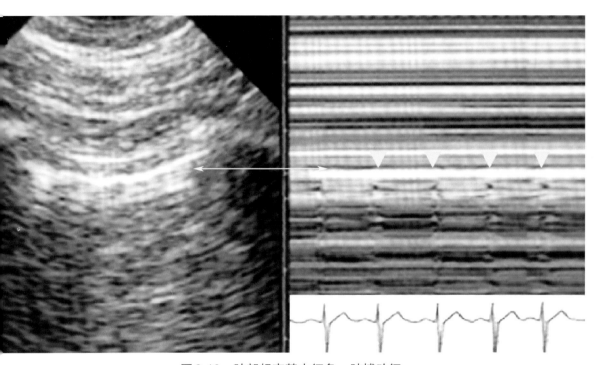

图2-13　肺部超声基本征象：肺搏动征

当肺实变范围较大而程度较重或心跳增强时，心脏搏动通过肺组织传至胸壁，在实时M型超声下可观察到胸膜线下方与心脏搏动节律一致的搏动，称为肺搏动征。图中短箭头所指胸膜线下方与心脏搏动节律一致的搏动，即肺搏动征

第三章　新型冠状病毒肺炎的X线和CT检查方法与检查流程

第一节　新型冠状病毒肺炎X线和CT检查方法

1.普通X线检查

X线成像方便、快捷，但因图像重叠影响对病变的观察，且对检出病变的敏感性及特异性较低，易漏诊。仅适用于基层医院或重症患者床旁摄片。

2.胸部CT检查方法

胸部CT检查是呼吸系统疾病最重要的影像学检查手段。新型冠状病毒肺炎发展迅速，及时准确评估患者病情能够正确指导临床诊疗决策。

（1）患者准备　患者检查全程戴N95口罩，进机房前使用手部消毒液消毒双手或戴一次性手套；去除内衣和带有拉链、扣子及含油漆图案的衣物等。

（2）扫描方案　肺窗图像序列（重建算法为肺或胸部算法，窗宽1000～2000HU，窗位−700～−500）、纵隔窗图像序列（重建算法为标准算法，窗宽300～400HU，窗位30～50）、1mm高分辨率图像（重建算法为骨算法，窗宽1000～2000HU，窗位−700～−500）。

（3）扫描体位　一般取仰卧位，扫描前应对患者进行呼吸训练，嘱患者配合呼吸指令进行检查。一般取吸气末屏气。重症及危重症患者，优先保证屏气。

（4）扫描范围及方向　从肺尖到膈角。重症及危重症患者，采取从膈角到肺尖的扫描方向，以减少双肺下叶因屏气困难而引起的呼吸运动伪影。

（5）扫描参数　HRCT扫描，开启自动管电压或管电压120kV，使用智能毫安（50～350mA）；线束准直使用（0.5～5mm）X探测器排数；层厚、层间隔为5mm；球管转速为0.6～0.8r/s；螺距1～1.3；开启迭代重建技术。

3.新冠肺炎CT影像学表现

胸部HRCT作为当前筛查与诊断的主要手段，根据病变范围与类型可将CT表现分为早期、进展期、重症期与转归期。

（1）早期CT表现　①病变较局限，以不规则形、扇形多见，也可见片状或类圆形病灶，呈斑片状、节段性或亚段分布（图3-1）；②主要分布于胸膜下或肺外周，下肺多见；③病变呈磨玻璃影（GGO），其内见增粗血管或厚壁支气管穿行，伴或不伴小叶间隔增厚（图3-2）。

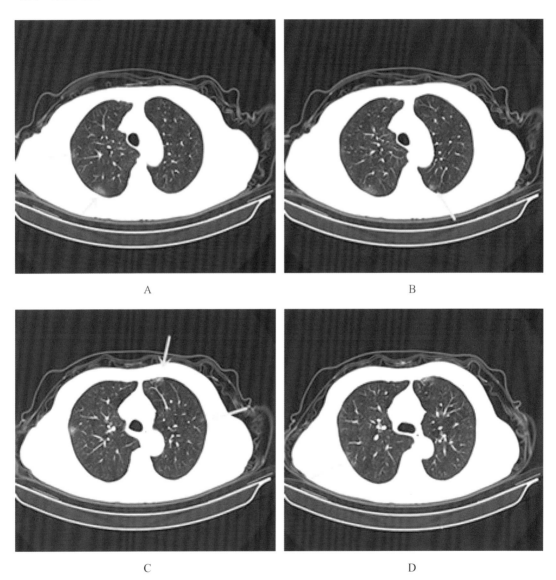

A

B

C

D

图3-1　双肺上、下叶胸膜下多发节段性分布斑片状磨玻璃影（GGO）

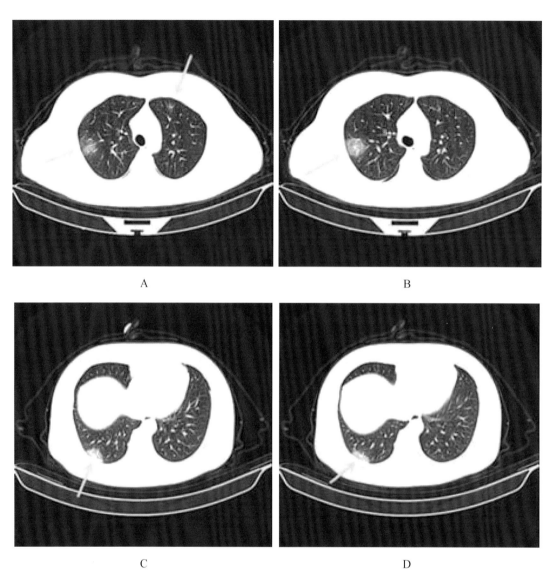

图3-2　双肺上叶及右肺下叶胸膜下多发节段性分布
斑片状磨玻璃影（GGO）；伴小叶间隔增厚；
A、B示病灶可见沿支气管血管束走行

（2）进展期CT表现　① 病变进展，病灶分布区域较前增多、范围扩大，胸膜下分布为主，常累及多个肺叶；② 病灶融合扩大，密度增高，呈不规则形、楔形或扇形，边界不清，呈散在多灶性、斑片状及弥漫性异常高密度影；实变增多，GGO与实变影、条索影共存；支气管血管束增粗；病灶进展及变化迅速，短期内复查形态变化较大；③ 少数病例可出现少量胸腔积液；纵隔及肺门淋巴结增大。见图3-3、图3-4。

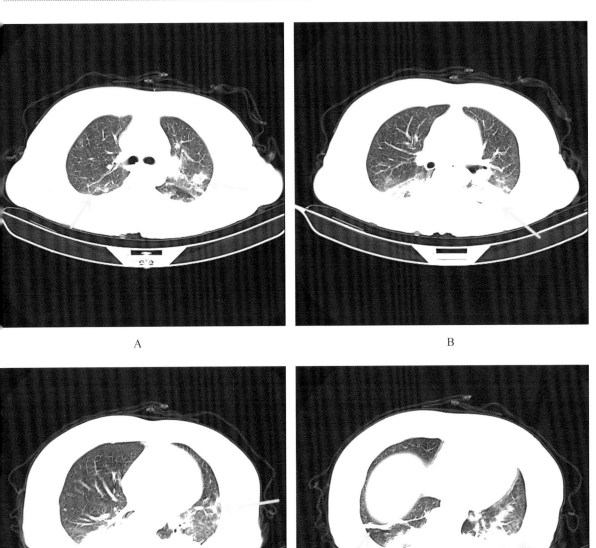

A

B

C

D

图3-3　病变累及双肺多个肺叶，实变影明显增多，病灶内见多发纤维条索影、磨玻璃影与实变影共存；小叶间隔增厚

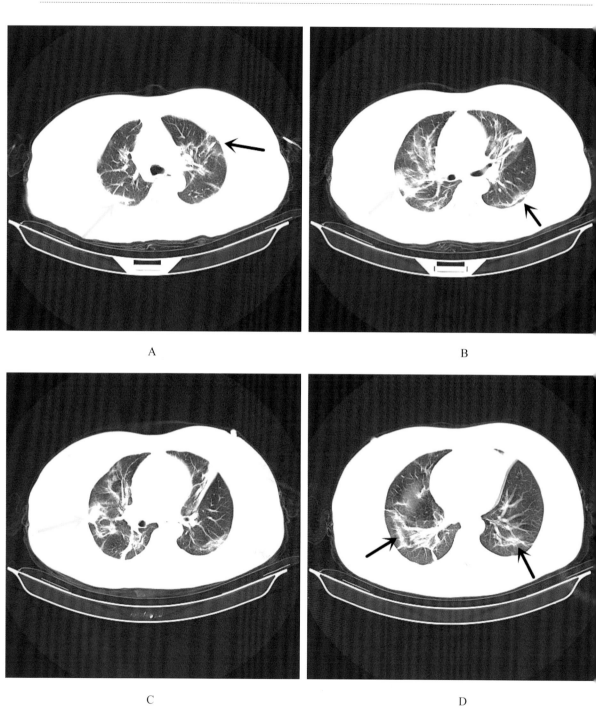

A

B

C

D

图3-4　病变累及双肺多叶，条索影明显增多，病灶内见多发纤维
条索影、实变影及磨玻璃影；小叶间隔明显增厚

（3）重症期CT表现　①双肺呈弥漫性病变，少数呈"白肺"表现；②病变以实变影为主，合并磨玻璃影，并伴条索影；③见"空气支气管征"。部分病例影像表现变化不明显，但临床症状呈进展表现，多见于合并其他疾病患者。见图3-5。

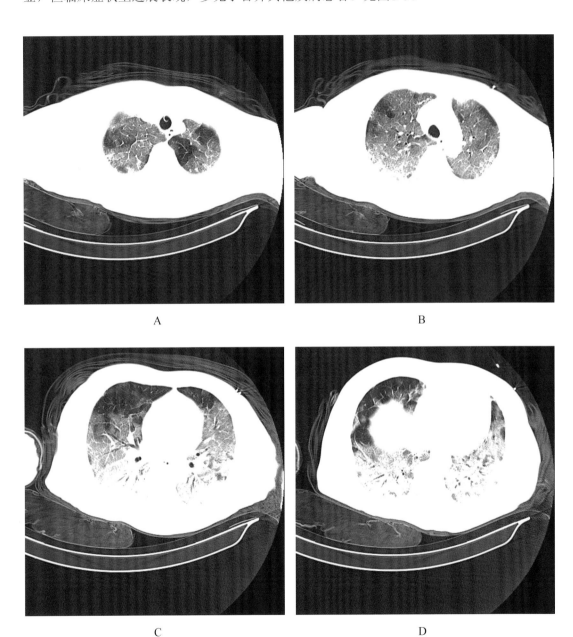

A

B

C

D

图3-5　双肺呈弥漫性病变"白肺"表现，病变以实变影为主，
合并磨玻璃影，其内见"空气支气管征"

（4）转归期CT表现 多见于发病1～2周，病变范围缩小，渗出物被机体吸收或机化，病变可完全吸收，部分残留条索影。见图3-6、图3-7。

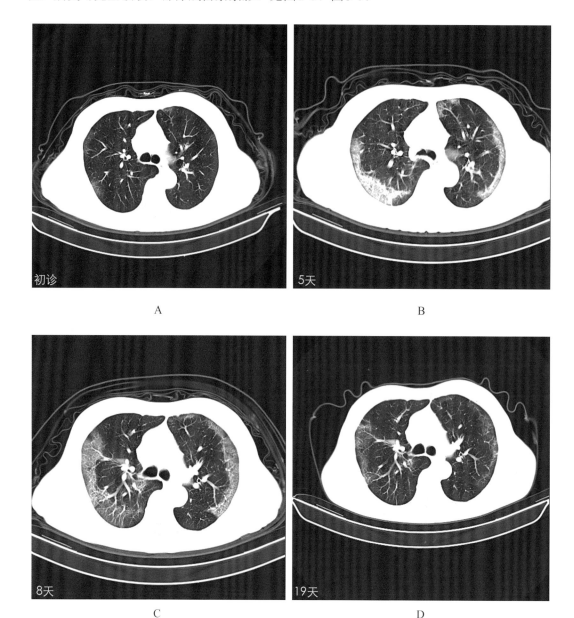

A

B

C

D

图3-6 A影像学表现为双肺胸膜下多发磨玻璃影；B为5天后病灶范围较前明显扩大、密度增高，实变影较前明显增多，磨玻璃影与实变影、条索影共存，且伴小叶间隔增厚；C为8天后病灶范围较第5天明显扩大，实变范围缩小，磨玻璃影内见支气管血管束穿行；D为治疗19天，病灶以磨玻璃影与条索影为主

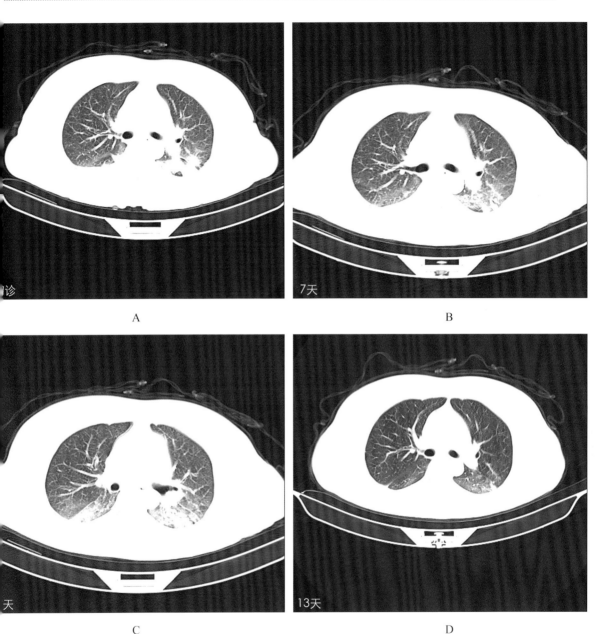

图3-7　A影像表现为双肺多发实变及磨玻璃影，伴小叶间隔增厚；
B和C为7天后，病灶实变、磨玻璃影与条索影共存，伴小叶间隔增厚；
D为治疗后13天，病灶以磨玻璃影和条索影为主

（5）小结　COVID-19的影像学表现多样，HRCT易于发现早期呈磨玻璃表现的病变；但COVID-19与其他病毒性肺炎、机化性肺炎及嗜酸性肺炎在影像学表现上存在重叠，鉴别有一定困难，需结合患者接触史、旅游史、首发症状及实验室检测协助鉴别。

第二节 新型冠状病毒肺炎X线和CT检查流程

一、疑似COVID-19肺炎技师扫描汇报及处理流程

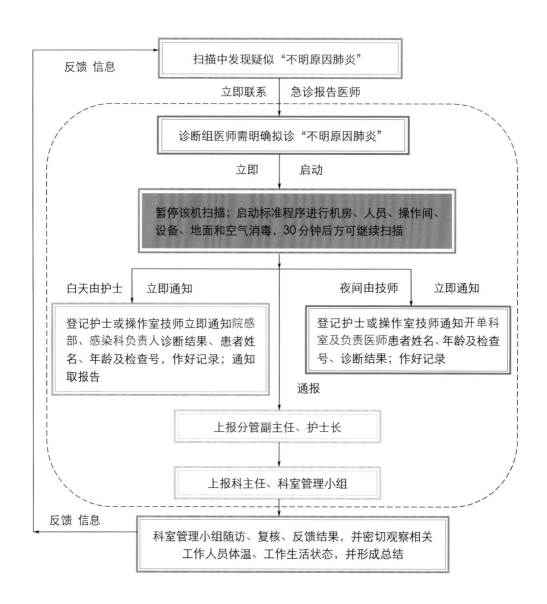

注意事项 （COVID-19肺炎指新型冠状病毒肺炎或不明原因肺炎）

① 胸部扫描中发现疑似"不明原因肺炎"，立即联系急诊报告医师并作好记录。

② 技术员或护士电话危急值报告开单科室医师，并短信或微信通知，作好记录。

③ 护士或技术员电话危急值通知医院感染办，可用短信或微信告之，并作好记录。

二、疑似COVID-19肺炎诊断医师报告及处理流程

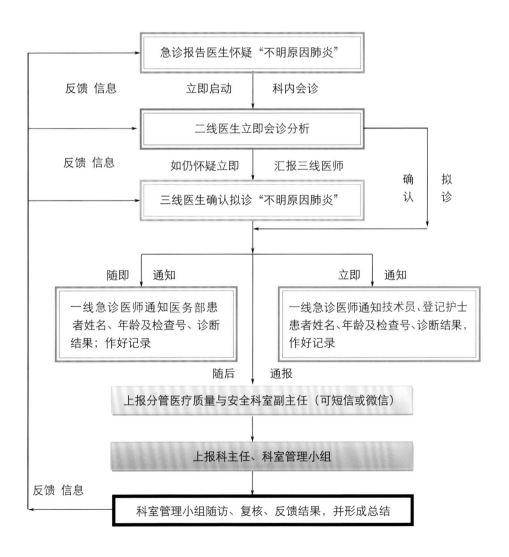

注意事项 （COVID-19肺炎指新型冠状病毒肺炎或不明原因肺炎）

① 医师作出拟诊应立即电话通知技术员或登记护士，并短信或微信通知并请回复，提醒启动消毒程序。作好记录。

② 技术员通知后诊断报告出具时间不超过1小时。

③ 医师危急值报告医务部，可用短信或微信告之，并请回复，作好记录。

第四章 新型冠状病毒肺炎病例图谱

第一节 新型冠状病毒肺炎轻型和普通型病例

病例1

患者毕××，男，65岁，发热3天于2020年1月30日入院。

现病史： 急性起病，病程短，发热3天，不伴咳嗽、咳痰等其他症状。院外新型冠状病毒核酸检测阳性。

既往史： 既往体健，否认肝炎、结核病病史；否认高血压、糖尿病病史，否认输血、献血、外伤史。

个人史： 患者未去过武汉，但与到过武汉的儿子接触（儿子已确诊新型冠状病毒感染肺炎）。

体格检查： 体温38.7℃，脉搏112次/分，呼吸22次/分，血压136/83mmHg，血氧饱和度97%。急性病容，精神差，神志清楚，皮肤温度正常，弹性可，咽部无充血，双肺叩诊清音，胸部、心脏、腹部听诊不能完成。

辅助检查（2020-01-29胸部CT及2020-01-30生化检查等）

（1）胸部CT　右肺上叶尖段、右肺上叶后段、右肺下叶背段、右肺下叶基底段及左肺上叶尖后段可见斑片状磨玻璃影，边缘模糊；双肺下叶后基底段可见少许条索影，多系炎症。双肺数个肺大疱形成。

（2）血常规　白细胞计数4.14×10^9/L，中性粒细胞数2.97×10^9/L，中性粒细胞百分比

71.5%，血红蛋白含量167g/L，C反应蛋白9.86mg/L，肝肾功能未见异常。

（3）T淋巴细胞亚群　CD3$^+$CD4$^+$计数337/μL。

（4）生化检查　视黄醇结合蛋白30.0mg/L；超敏C反应蛋白16.3mg/L；血清铁蛋白436.0ng/mL；触珠蛋白244.40mg/dL；α1-酸性糖蛋白163.76mg/dL；血钠134.9mmol/L，血钾3.16mmol/L。

（5）心肌损伤标记物　肌红蛋白21.46ng/mL。

（6）血气分析　pH 7.436，二氧化碳分压34.50mmHg，氧分压74.4mmHg，氧饱和度96.9%，乳酸含量1.80mmol/L。

（7）新型冠状病毒核酸检测　阳性。

临床诊断

① 新型冠状病毒肺炎（普通型）。
② 低氧血症。
③ 细胞免疫功能低下。
④ 低钾血症。

CT表现

右肺上叶尖段、右肺上叶后段、右肺下叶背段、右肺下叶基底段及左肺上叶尖后段见片状磨玻璃影及条索影，边缘模糊，其内见增粗血管影及扩张细支气管影，考虑炎症；双肺可见数个薄壁透光区，考虑肺大疱形成（2020-02-03复查，图4-1）。

超声表现

超声图像显示双肺部分区域胸膜线略增厚，B线增多，间距<7mm，双肺野大部区域A线可见，未见明显实变影。超声所见提示间质性肺水肿（肺泡性肺水肿，2020-02-03，图4-2）。

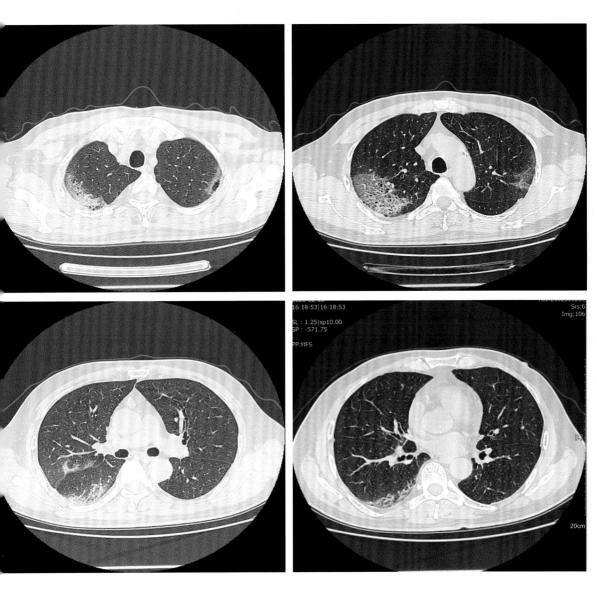

图4-1　病例1肺部CT影像图

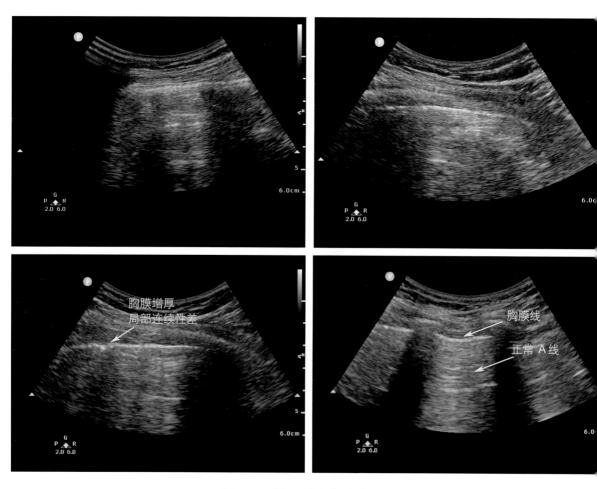

图4-2 病例1肺部超声声像图

小结

　　此病例为新型冠状病毒肺炎普通型病例，胸部CT和肺部超声均提示间质性肺水肿。此病例超声典型的声像图改变胸膜线略增厚，B线增多，双肺大部区域A线可见。另外，本例中胸部CT双肺可见多个肺大疱，超声在观察中未提及，分析原因，肺大疱位于胸膜下气体的深面，未在肺部外周带。

病例2

患者李××，男，33岁，咳嗽2周，发热11天，加重4天于2020年2月7日入院。

现病史：急性起病，病程短。咳嗽2周，发热11天，加重4天。

既往史：有慢性咽炎病史，余无特殊。

个人史：患者否认发病14天内有武汉及周边地区居住及旅游史，否认发病前14天内接触过来自武汉及周边地区发热或呼吸道症状的患者。

体格检查：体温37.2℃，脉搏106次/分，呼吸21次/分，血压126/82mmHg，血氧饱和度97%。神志清楚，精神可，口唇无发绀，气管居中，双肺叩诊清音，胸部、心脏、腹部听诊不能完成。

辅助检查（2020-01-29胸部CT及2020-02-07血液常规、生化检查等）

（1）院外胸部CT　双肺胸膜下多发斑片状磨玻璃影，边缘模糊。

（2）血常规　白细胞计数$5.44×10^9$/L，中性粒细胞百分比77.1%，淋巴细胞百分比16%，C反应蛋白0.24ng/L。

（3）T淋巴细胞亚群　$CD3^+CD4^+$计数381/μL。

（4）肾功能、心肌酶谱、血浆乳酸、凝血全套、红细胞沉降率　未见异常。

（5）血气分析　pH 7.35，二氧化碳分压50.20mmHg，氧分压86.20mmHg，氧饱和度97.8%，碳酸氢根27.1mmol/L，乳酸含量2.50mmol/L。

（6）新型冠状病毒核酸检测　阳性。

临床诊断

① 新型冠状病毒肺炎（轻型）。

② 慢性咽炎。

CT表现

双肺多发磨玻璃影，以胸膜下为主，考虑多系感染性病变（2020-02-07，图4-3）。

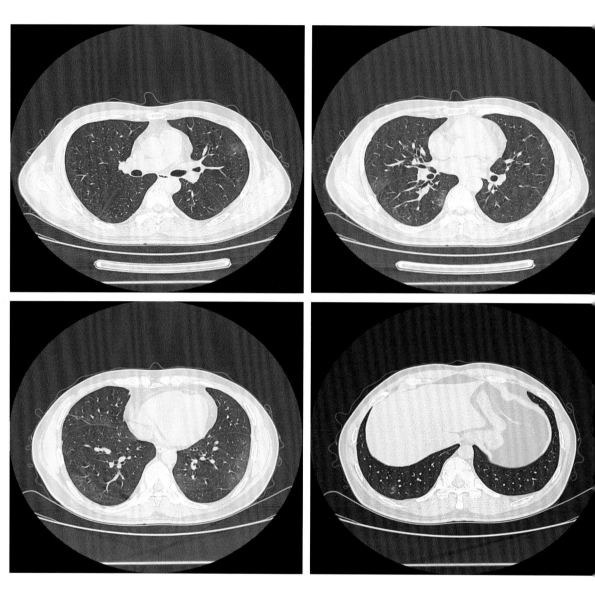

图4-3　病例2肺部CT影像图

超声表现

　　超声图像（2020-02-07）显示双肺下BLUE点扫查胸膜线略增厚，B线部分区域增多，间距<7mm，余处A线可见，未见明显实变影。超声所见提示间质性肺水肿（图4-4）。

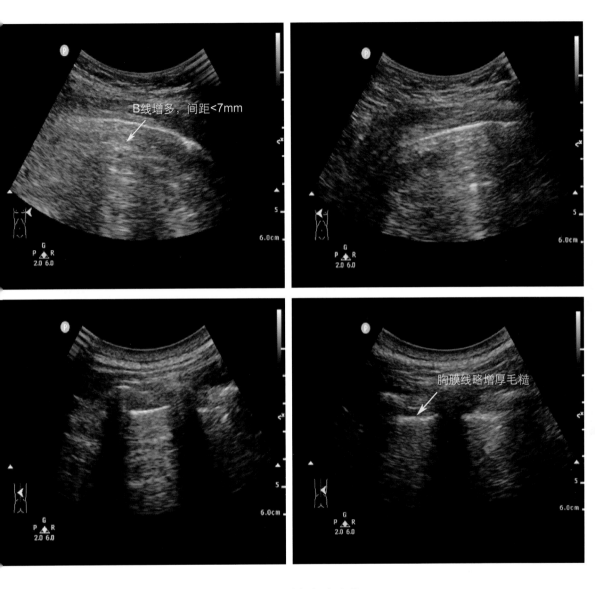

图4-4　病例2肺部超声声像图

小结

此病例为新型冠状病毒肺炎轻型病例，超声声像图特征有胸膜线略增厚，B7线增多，提示间质性肺水肿。胸部CT和超声检查显示的病变区域及诊断基本吻合。

病例3

患者刘××，女，27岁，咳嗽、咳痰、发热4天于2020年2月9日入院。

现病史：咳嗽、咳痰4天，伴发热，最高38℃，伴胸闷、气促，无心悸，无头晕、头痛。无腹痛、腹泻及全身酸痛等不适。

既往史：既往体健，否认糖尿病、高血压、冠心病等病史，否认肝炎、结核等传染病病史。否认外伤、手术、输血史，预防接种史不详。

个人史：患者于2020年1月22日乘坐高铁到达重庆万州，1月26日返回成都。

体格检查：体温37.3℃，脉搏102次/分，呼吸21次/分，血压112/84mmHg，血氧饱和度97%。急性病容，呼吸稍促，神志清楚，精神萎靡。胸部、心脏、腹部听诊不能完成。

辅助检查（2020-02-07胸部CT及2020-02-9生化检查等）

（1）院外胸部CT 右肺下叶炎变灶，病毒性肺炎？左肺下叶微小结节灶，考虑炎性结节。

（2）血常规 白细胞计数$5.11×10^9$/L，中性粒细胞$3.05×10^9$/L，淋巴细胞$1.33×10^9$/L。

（3）T淋巴细胞亚群 $CD3^+CD4^+$计数497/μL。

（4）肝肾功能，电解质，心肌酶谱 未见异常。

（5）血气分析 pH 7.384，二氧化碳分压39.90mmHg，氧分压104.2mmHg。

（6）新型冠状病毒核酸检测 阳性。

临床诊断

① 新型冠状病毒肺炎（普通型）。

② 低钾血症。

CT表现

右肺下叶外基底段及后基底段见斑片状磨玻璃影，密度不均匀，边界模糊，以胸膜下为主，考虑炎症（2020-02-09，图4-5）。

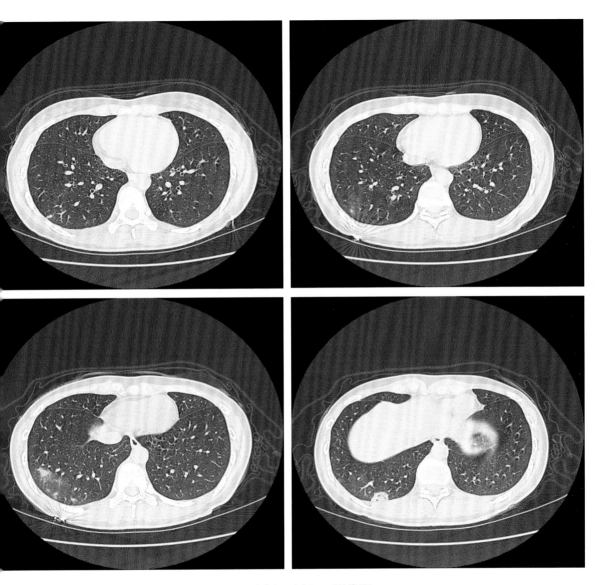

图4-5　病例3肺部CT影像图

超声表现

　　超声动态和静态图像显示超声图像双侧胸膜线增厚不明显，连续性尚好。右肺PLAPS点可见B线增多，间距<7mm，双侧A线存在，未见明显实变影。超声所见提示右侧PLAPS点间质性肺水肿（2020-02-09，图4-6）。

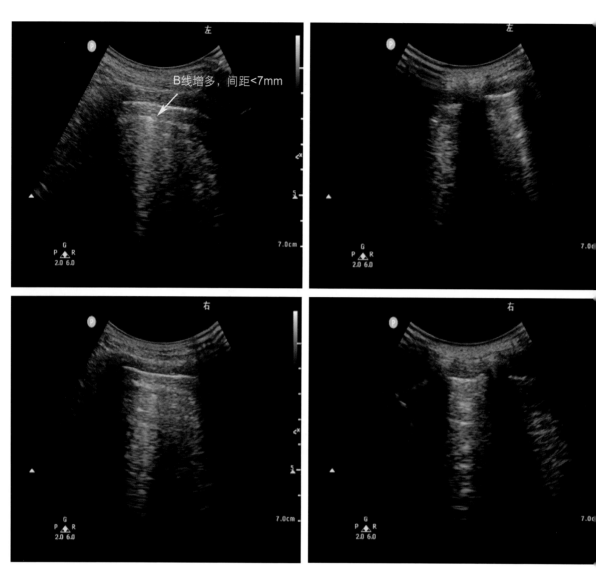

图4-6 病例3肺部超声声像图

小结

　　此病例为新型冠状病毒肺炎普通型病例，肺部损害轻微，胸部CT和肺部超声均提示右下肺间质性肺水肿，两种影像学检查方法定位及疾病性质诊断符合。超声声像图特征改变右肺PLAPS点局限性B7线增多，提示局部间质性肺水肿改变。

病例4

患者唐××，男，41岁，发热、畏寒、咳嗽3天于2020年2月8日入院。

现病史： 患者发热、畏寒、咳嗽，体温最高37.3℃，伴畏寒，无鼻塞、流涕、咽痛，无胸闷、气促、心悸，无头晕、头痛。无腹痛、腹泻等。

既往史： 10岁时诊断"肺结核"，先后不规律抗结核治疗8年（具体不详），35岁时诊断"脂肪肝、高血脂，肝功能异常"，长期转氨酶大于100U/L（具体不详），未正规治疗。余无特殊。

个人史： 患者发病前2周有广西、重庆旅游居住史，入院前2天当地疾控中心检查新型冠状病毒核酸检测阳性。

体格检查： 体温37.1℃，脉搏86次/分，呼吸19次/分，血压124/90mmHg，血氧饱和度96%。急性病容，呼吸稍促，神志清楚，精神萎靡，皮肤温度稍高，弹性可，咽部无充血，胸部、心脏、腹部听诊不能完成。

辅助检查

（1）院外胸部CT　双肺多发斑片状磨玻璃样影，以右肺上叶明显，主要分布在胸膜下，考虑感染，病毒性肺炎可能。

（2）血常规　白细胞计数5.71×10^9/L，中性粒细胞百分比52.5%，淋巴细胞0.76×10^9/L，血红蛋白含量166g/L，C反应蛋白31.3mg/L，甲型/乙型流感病毒阴性。

（3）T淋巴细胞亚群　$CD3^+CD4^+$计数657/μL

（4）生化检查　超敏C反应蛋白23.6ng/L，2020-01-26：门冬氨酸氨基转移酶14U/L；血糖5.90mmol/L；肌酐70.8μmol/L，尿酸355μmol/L；血钾3.28mmol/L，血钠142.4mmol/L，血钙2.31mmol/L，血镁0.93mmol/L，血磷1.13mmol/L，血氯113.3mmol/L。

（5）心肌酶谱　乳酸脱氢酶（活性）205U/L，羟丁酸脱氢酶（活性）176U/L，肌酸激酶（活性）131U/L，肌酸激酶同工酶（活性）9U/L。

（6）心肌损伤标志物三项　肌酸激酶同工酶1.0ng/L，肌红蛋白67.53ng/mL，高敏肌钙蛋白2.23pg/L。

（7）血气分析　pH 7.389，二氧化碳分压39.80mmHg，氧分压86.3mmHg，氧饱和度97.8%，乳酸含量2.70mmol/L，剩余碱–1.25mmol/L。

（8）新型冠状病毒核酸检测　阳性。

临床诊断

① 新型冠状病毒肺炎（普通型）。

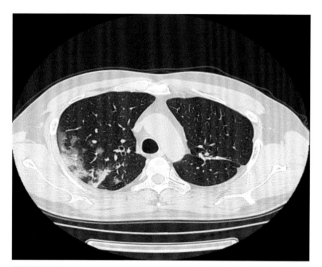

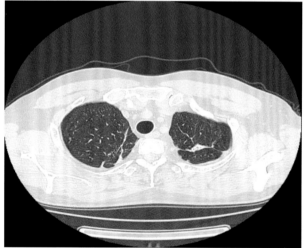

② 肝功能异常。

③ 脂肪肝。

④ 低钾血症。

CT 表现

右肺上叶及左肺可见磨玻璃状、条索状及条片状密度增高影，密度不均匀，边缘模糊，考虑炎症（图4-7）。

超声表现

超声动态和静态图像显示肺野右上、右下及右后BLUE点，左上左后BLUE点扫查，胸膜增厚毛糙，局部欠连续，肺野可见增多B7线，不均齐分布。右上BLUE点可见一小斑片实变，其内可见动态支气管征，双肺大部A线存在。超声所见提示右侧上及右后BLUE点、左上后BLUE点间质性肺水肿，右上肺小灶性肺实变（图4-8）。

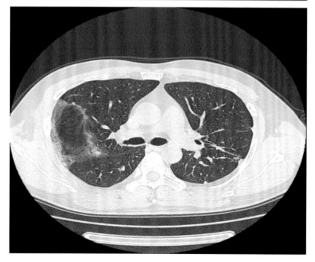

图4-7 病例4肺部CT影像图

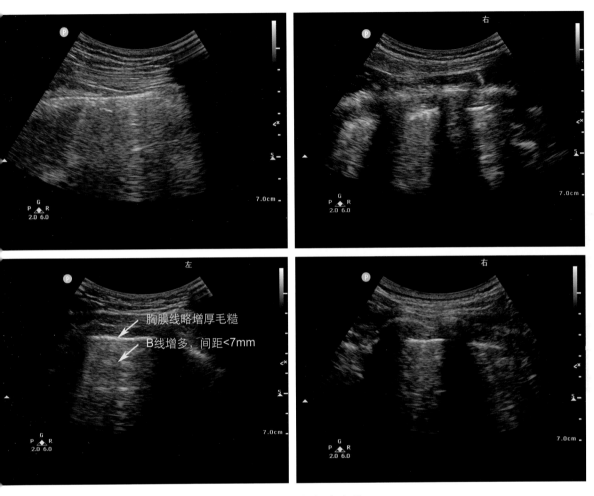

图4-8 病例4肺部超声声像图

小结

此病例为新型冠状病毒肺炎普通型病例，右侧上下及右后BLUE点，左上后BLUE提示间质性肺水肿，右上肺小灶性肺实变，CT提示双肺上叶病变位置和病变与超声类相似。除此以外，超声提示右下肺的病变，超声在该病例能对病变范围和疾病特点提供更多信息。

病例5

患者熊××，女，65岁，因"咳嗽咳痰15天，发热3天"于2020年2月7日入院。

现病史：患者常年居住本地。其儿子钟××为"新型冠状病毒肺炎（普通型）"患者。2020年1月24日下午其儿子一家至患者家团年，患者自述近期未出门。患者本次入院前15多天，无诱因出现咳嗽，干咳无痰，无畏寒、发热、盗汗，无咽痛、流涕，无肌肉酸痛，无咯血、痰中带血，无气喘及呼吸困难。自购药物治疗（具体不详）无效，并于2月5日出现发热，在万源市一私立医院测体温37.5℃，后转诊至万源市中心医院，胸部CT示左肺上叶及右肺下叶感染，白细胞计数$5.71×10^9$/L，淋巴细胞计数$1.1×10^9$/L，中性粒细胞百分比72.1%；红细胞沉降率26mm/h，C反应蛋白22.9mg/L。经当地医院专家组会诊后不排除"新型冠状病毒肺炎"，并外送标本回报核核酸检测阳性。为行进一步诊治遂转诊至我科。患者发病以来，神志清，精神可，饮食、睡眠可，大小便正常，无明显体重变化。

既往史：否认肝炎、结核或其他传染病病史。已接种乙肝疫苗、卡介苗、脊髓灰质炎疫苗、麻疹疫苗、百白破疫苗及乙脑疫苗。否认过敏史，否认外伤史，否认手术史，否认输血史。

个人史：生于原籍，常住本地。其儿子钟××为"新型冠状病毒肺炎（普通型）"患者。2020年1月24日下午其儿子一家到患者家团年，患者自述近期未出门。无毒物接触史，无吸烟、嗜酒史。

体格检查：体温37.4℃，脉搏96次/分，呼吸23次/分，血压114/73mmHg，身高156cm，体重67kg。神志清楚，急性病容，心、肺触诊、听诊未完成。

辅助检查

（1）胸部CT检查 （2020-2-15）双肺少许散在磨玻璃影以及条索影，符合病毒性肺炎改变。（2020-2-22）双肺少许散在浅淡磨玻璃影及条索影，符合病毒肺炎改变，较本院2月15日CT片比较，部分病灶吸收、好转。

（2）血常规 外院检查：白细胞计数$5.71×10^9$/L，淋巴细胞数$1.1×10^9$/L，中性粒细胞百分比72.1%；红细胞沉降率26mm/h，C反应蛋白22.9mg/L。2020年2月20日本院复查：白细胞计数$5.42×10^9$/L，淋巴细胞数$1.76×10^9$/L，中性粒细胞百分比58.6%，红细胞沉降率27mm/h，C反应蛋白1.74mg/L。

（3）肝肾功能 丙氨酸氨基转移酶81U/L，天门冬氨酸氨基转移酶82U/L，BUN 5.252mmol/L。

（4）外院外送标本回报新冠病毒核酸检测阳性，本院治疗后2月17日和2月20日连续2次新冠病毒核酸检查阴性。

临床诊断

① 新型冠状病毒肺炎（普通型）。
② 肝功能不全。

CT表现

2020年2月15日CT示：双肺见少许散在浅淡磨玻璃影及少许条索影，边缘模糊，以胸膜下为主（图4-9）。

超声表现

超声动态和静态图像显示双侧肺野病变区域胸膜线不规则增厚、模糊，部分连续性差，不均齐B线增加，以右下BLUE点、膈肌点、PLAPS点和后BLUE点为甚，部分区域间距<3mm，可见融合B线改变，A线在双上肺野可见，双肺未见实变。超声所见提示双肺间质综合征（肺泡性肺水肿），右下BLUE点、膈肌点、PLAPS点和后BLUE点损害为主（图4-11）。

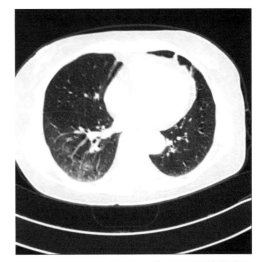

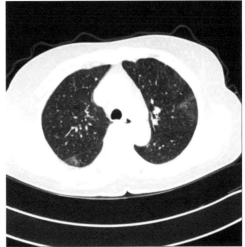

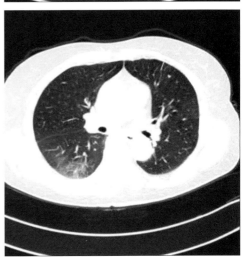

图4-9 病例5肺部CT影像图一

CT显示双肺见少许散在浅淡磨玻璃影及少许条索影，边缘模糊，以胸膜下为主，考虑炎症

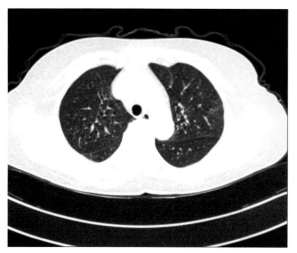

2020年2月22日CT示：双肺见浅淡磨玻璃影及条索影，病灶较本院2月15日CT片有吸收、好转（图4-10）。

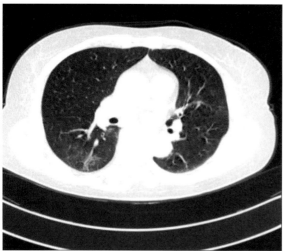

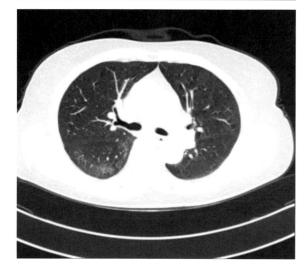

图4-10　病例5肺部CT影像图二

CT显示双肺见浅淡磨玻璃影及条索影，病灶较本院2月15日CT片有吸收、好转

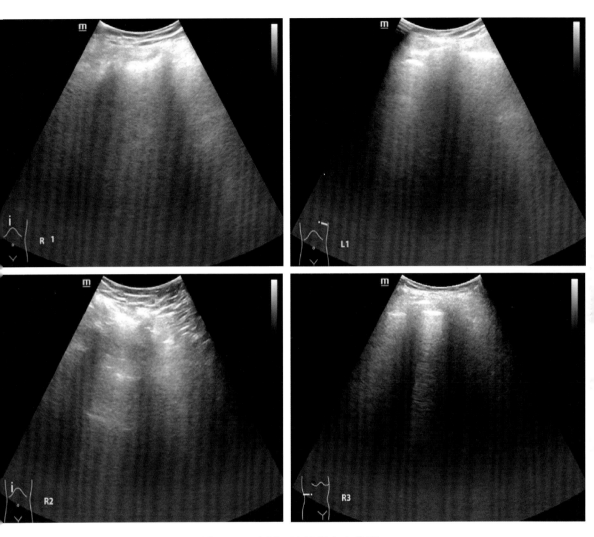

图4-11　病例5肺部超声声像图

小结

此病例为普通型新型冠状病毒肺炎患者，CT和超声检查均提示有胸膜增厚，双肺间质综合征（肺泡性肺水肿），超声对双肺野不同的损害进行了描述，右下BLUE点、膈肌点、PLAPS点和后BLUE点间质损害为主。本例超声特征性改变表现为病变区域胸膜线增厚，部分不连续，A线在双上肺可见，B线增加，呈"火箭征""瀑布征"改变，右下BLUE点、膈肌点、PLAPS点和后BLUE点为甚，部分区域间距<3mm，呈融合B线改变。综合超声所见，提示双肺间质综合征（肺泡性肺水肿）。

病例6

患者，男，57岁，发现肺部病灶半天于2020年2月10日入院。

现病史：患者半天前到南充一中医院完善肺部CT检查，提示双肺感染性病变，患者无咳嗽、咳痰、发热、气促等不适，有确诊患者可疑接触史，以肺部感染入院治疗。

既往史：否认肝炎、结核、疟疾等病史，否认高血压、心脏病病史，否认糖尿病、脑血管病、精神病病史，否认食物、药物过敏史，预防接种不详，无手术史及输血史。

个人史：居住南充，从事铁路工作，2020年1月22日曾与从外地回南充的朋友密切接触，该患者的朋友曾从湖州路过湖北回南充。无吸烟史、嗜酒史，婚姻家庭和睦。

体格检查：体温37.1℃，脉搏102次/分，呼吸21次/分，收缩压139mmHg，舒张压87mmHg。发育正常，正常面容，神志清楚，自动体位，咽部无充血，胸廓无畸形，双肺呼吸音清晰，未闻及干湿啰音和胸膜摩擦音，余无异常。

辅助检查

（1）胸部CT 提示双肺炎症，病毒性肺炎不能除外。

（2）血常规 正常。白细胞计数7.36×10^9/L，淋巴细胞数0.95×10^9/L，中性粒细胞数5.79×10^9/L，血小板计数279×10^9/L，血红蛋白含量140g/L。

（3）全血超敏C反应蛋白26.32mg/L；红细胞沉降率53mm/h。

（4）血气分析 pH 7.43，碳酸氢根25.90mmol/L，标准剩余碱1.6mmol/L，剩余碱1.6mmol/L，阴离子间隙9.00，二氧化碳分压39mmHg，氧分压34mmHg，氧饱和度73%。

（5）血电解质 钾3.64mmol/L，钠139.7mmol/L，氯104.4mmol/L，总钙2.12mmol/L，无机磷0.74mmol/L，镁0.90mmol/L。

（6）生化 血糖8.09mmol/L；白蛋白34g/L，白球蛋白比值0.83；丙氨酸氨基转肽酶43U/L，谷氨酰转肽酶112U/L；肌酐79μmol/L，尿酸274μmol/L；碱性磷酸酶83U/L；乳酸1.60mmol/L；乳酸脱氢酶222U/L。

（7）血脂分析 总胆固醇3.58mmol/L，甘油三酯2.20mmol/L，低密度脂蛋白胆固醇2.19mmol/L，高密度脂蛋白胆固醇0.85mmol/L，载脂蛋白A 1.03g/L，载脂蛋白B100 0.76g/L

（8）新型冠状病毒核酸检测 阳性。

临床诊断

新型冠状病毒肺炎（普通型）。

CT表现

CT显示双肺多叶段可见多发斑片状、团片状磨玻璃影及少许条索影，边缘模糊，以双肺上叶胸膜下为重，符合双肺病毒性肺炎表现（2020-02-13，图4-12）。

超声表现

2020年2月18日超声动态和静态图像显示所查双侧肺野病变区域胸膜线轻微增厚，部分连续性差，不均齐B线增加，部分区域间距<3mm，以膈肌点、PLAPS点为甚，A线在双上肺野可见，双肺未见实变，双侧胸腔肋膈角可见少量液性暗区，超声声像图呈四边形征和正弦波征。超声所见提示双下肺间质综合征（肺泡性肺水肿），胸腔积液（少量）。见图4-13。

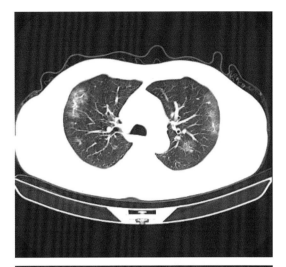

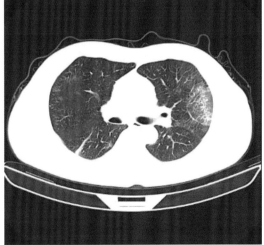

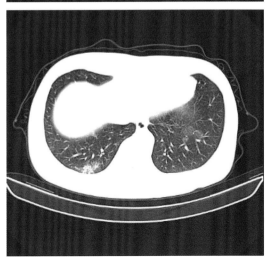

图4-12　病例6肺部CT影像图

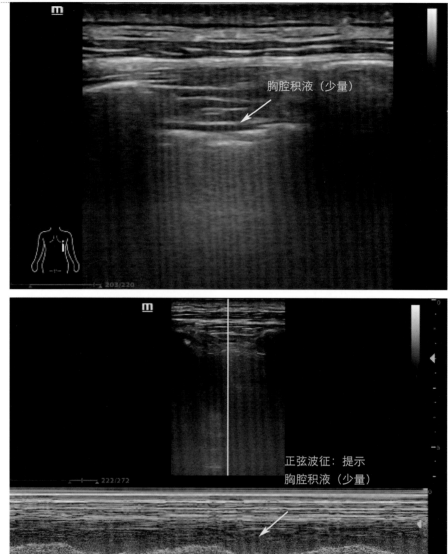

胸腔积液（少量）

正弦波征：提示
胸腔积液（少量）

图4-13 病例6肺部超声声像图

小结

此病例为新冠肺炎普通型病例，患者治疗后临床症状得到明显改善。CT和超声检查均提示双肺间质综合征（肺泡性肺水肿），超声另外发现少量胸腔积液。本例超声特征性改变表现为病变区域胸膜线略增厚，不均齐B线增加，部分区域膈肌点、PLAPS点B线间距<3mm，胸腔少量积液征象的四边形征和正弦波征。

病例7

患者罗××，女，46岁，发热1天。

现病史： 1天前患者无明显诱因出现发热，自测体温最高为38.5℃，无畏寒、寒战、头晕，无咳嗽、咳痰、胸闷、气促等不适。到本院发热门诊就诊进行炎性筛查。全血超敏C反应蛋白18.49mg/L，中性粒细胞百分比79%，淋巴细胞百分比13%。胸部CT示：① 双肺散在感染性病变（右肺为主），病毒性肺炎可能；② 右侧胸膜局限性增厚。门诊以双肺肺炎收治入院。自发病以来，患者精神、食欲尚可，睡眠一般，体重无明显变化。

既往史： 否认结核、疟疾病史，否认高血压、心脏病病史，否认糖尿病、脑血管病、精神病病史，否认食物、药物过敏史，预防接种不详。

个人史： 患者2020年1月22日与来自武汉的人员一起进餐打牌。无吸烟史、嗜酒史，婚姻家庭和睦。

体格检查： 体温36.7℃，脉搏84次/分，呼吸21次/分，收缩压110mmHg，舒张压68mmHg，身高155cm，体重58kg。发育正常，正常面容，神志清楚，精神尚可，自动体位。咽部无充血，胸廓无畸形，双肺呼吸音清晰，未闻及干湿啰音和胸膜摩擦音，余无异常。

辅助检查

（1）胸部CT 提示双肺炎症，病毒性肺炎不能除外。

（2）白细胞计数$5.46×10^9$/L，淋巴细胞百分比13%，中性粒细胞百分比79%，血小板计数$176×10^9$/L，血红蛋白含量129g/L；全血超敏C反应蛋白18.49mg/L，红细胞沉降率12mm/h。

（3）血气分析 pH 7.42，碳酸氢根22.10mmol/L，标准剩余碱–2.4mmol/L，剩余碱–1.7mmol/L，阴离子间隙14.00，二氧化碳分压34mmHg，氧分压73mmHg，氧饱和度97.5%。

（4）血电解质 钾3.80mmol/L，钠134.9mmol/L，氯100.6mmol/L，总钙2.14mmol/L，无机磷1.19mmol/L，镁0.91mmol/L。

（5）生化分析 血糖7.76mmol/L；白蛋白43.4g/L，白球蛋白比值1.30；丙氨酸氨基转肽酶18U/L，谷氨酰转肽酶16U/L；尿素3.02mmol/L，肌酐66μmol/L，乳酸1.8mmol/L，乳酸脱氢酶186U/L。

（6）血脂分析 总胆固醇3.77mmol/L，甘油三酯1.03mmol/L，低密度脂蛋白胆固醇1.94mmol/L，高密度脂蛋白胆固醇1.09mmol/L，载脂蛋白A1.34g/L，载脂蛋白B100 0.69g/L。

（7）新型冠状病毒核酸检测 阳性。

临床诊断

新型冠状病毒肺炎（普通型）。

CT表现

2020年2月9日CT示：双侧胸廓对称；双肺透光度未见异常。双肺纹理增多、紊乱，可见多发条片状、团片状磨玻璃影，边界不清；双肺下叶可见少许实变影，其内见

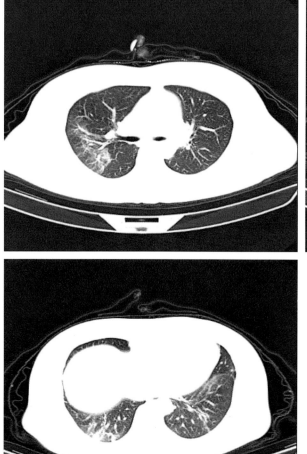

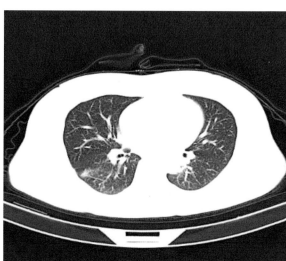

图4-14 病例7肺部CT影像图一

CT显示双肺纹理增多、紊乱，可见多发条片状、团片状磨玻璃影，边界不清；双肺下叶可见少许实变影，其内见"空气支气管征"。气管、支气管开口通畅；纵隔见多发淋巴结显示；心影未见异常，左右冠状动脉管壁见斑点状钙化灶。双侧胸膜增厚，双侧胸腔少量积液

"空气支气管征"。气管、支气管开口通畅。纵隔见多发淋巴结显示。心影未见异常，左右冠状动脉管壁见斑点状钙化灶。双侧胸膜增厚，双侧胸腔少量积液。考虑：① 病毒性肺炎可能性大；② 左、右冠状动脉管壁点状钙化斑块形成；③ 双侧胸膜增厚（图4-14、图4-15）。

　　2020年2月24日CT示：双肺内见少许散在斑片状磨玻璃影，边缘模糊，较本院2月9日CT片，病灶明显吸收、好转。

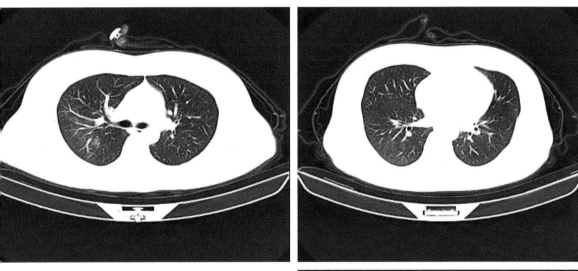

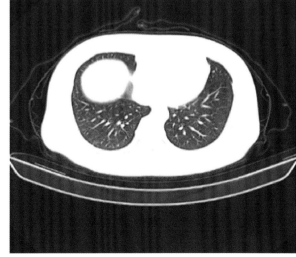

图4-15　病例7肺部CT影像图二

　　CT显示双肺内见少许散在斑片状磨玻璃影，边缘模糊，较本院2月9日CT片，病灶明显吸收、好转

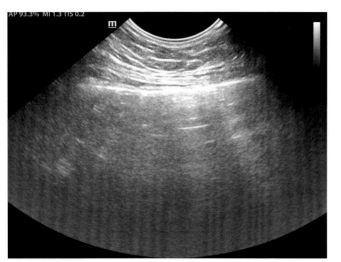

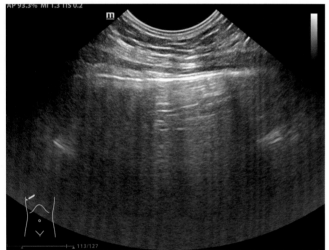

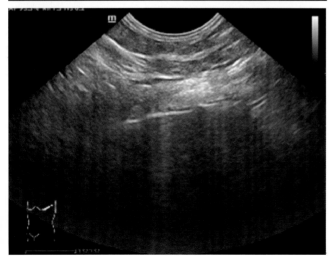

超声表现

　　超声动态和静态图像显示双侧肺野病变区域胸膜线轻微增厚毛糙，不均齐B线增加，部分区域间距<7mm，大部肺野A线可见，超声所见提示双肺间质综合征（肺泡性肺水肿）（2020-02-12，图4-16）。

　　超声动态和静态图像显示双侧肺野病变区域胸膜线轻微增厚毛糙，部分不连续，不均齐B线增加，B线较2020年2月12日明显增加，部分区域间距<3mm，呈致密B线改变。超声所见提示双肺间质综合征（肺泡性肺水肿）较前进展（2020-02-21，图4-17）。

图4-16　病例7肺部超声声像图一

　　超声声像图显示双侧肺野病变区域胸膜线轻微增厚，毛糙，不均齐B线增加，大部肺野A线可见

小结

此病例为新冠肺炎普通型病例，CT和超声检查均提示双肺间质综合征（肺泡性肺水肿），但病变程度有一定出入，CT提示双肺下叶有实变，而超声未能诊断。本例是治疗前后的观察，疾病超声特征2020年2年12日显示双侧胸膜线轻微增厚，部分连续性中断，治疗9天后复查，病变区域可见B线增多，部分区域较密集B3线，病情较前进展，但仍未探及实变，分析为实变区域位于胸膜下气体深面。

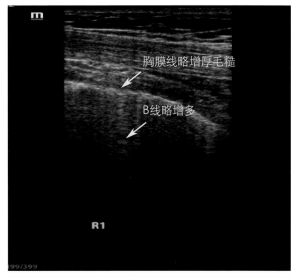

胸膜线略增厚毛糙

B线略增多

R1

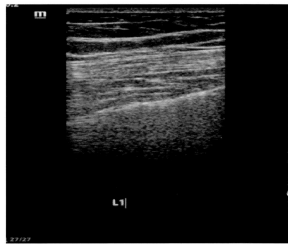

L1

图4-17　病例7肺部超声声像图二

超声声像图显示双侧肺野病变区域胸膜线轻微增厚毛糙，部分不连续，不均齐B线增加，B线较2020-02-12明显增加，部分区域间距 <3mm，呈致密B线改变

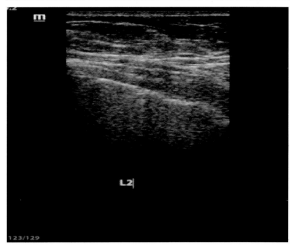

L2

第二节　新型冠状病毒肺炎重症和危重症病例

病例8

患者梅××，女，63岁，畏寒、发热、咳嗽4天于2020年1月25日入院。

现病史：患者武汉人，长期居住武汉，2020年1月18日到成都旅游，感畏寒、发热、咳嗽4天入院。

既往史：患者既往有高脂血症、甲状腺功能减退症、子宫切除术，长期服用优甲乐和降脂药物。

个人史：患者长期居住武汉，到成都前未接触确切发热等患者。

体格检查：体温38.3℃，脉搏80次/分，呼吸20次/分，血压154/91mmHg，血氧饱和度90%。急性病容，神志清楚，皮肤温度升高，弹性可，咽部充血，双肺叩诊清音，胸部、心脏、腹部听诊不能完成。

辅助检查（2020-01-23）

（1）胸部CT　双肺多叶段散在斑片状磨玻璃影，以右肺下叶为主。双侧胸膜增厚。主动脉、冠状动脉壁钙化。

（2）血常规　白细胞计数$5.71×10^9$/L，中性粒细胞数$3.30×10^9$/L，淋巴细胞数$2.13×10^9$/L，血红蛋白含量134g/L，血小板计数$151×10^9$/L；C反应蛋白10.4mg/L。

（3）T淋巴细胞亚群　$CD3^+CD4^+$计数539/μL。

（4）甲状腺功能　促甲状腺素0.36μIU/mL，甲状腺素76.94ng/mL，三碘甲状腺原氨酸0.56ng/mL，游离甲状腺素18.6pmol/L。

（5）生化检查　门冬氨酸氨基移换酶14U/L，血糖5.66mmol/L，血肌酐52.6μmol/L，血尿酸144μmol/L。

（6）血电解质　钾2.85mmol/L，钠141mmol/L。

（7）心肌损伤标记物　肌红蛋白27.37ng/mL。

（8）血气分析　pH 7.446，二氧化碳分压36.4mmHg，氧分压59mmHg，氧饱和度94.2%，碳酸氢根24.5mmol/L，剩余碱0.67mmol/L。

（9）新型冠状病毒核酸检测　阳性。

临床诊断

① 新型冠状病毒肺炎（危重型）。

② 重症肺炎Ⅰ型呼吸衰竭。

③ 高脂血症。

④ 甲状腺功能减退症。

⑤ 低蛋白血症。

⑥ 电解质紊乱。

⑦ 右侧颈总动脉粥样硬化。

CT表现

双肺多叶段散在斑片状、条片状及磨玻璃影，边缘模糊，以右肺下叶为主。双侧胸膜增厚。主动脉、冠状动脉壁钙化（图4-18）。

超声表现

超声动态扫查发现双下肺胸膜线略增厚、粗糙、连续性较差，多处中断，双下肺见不

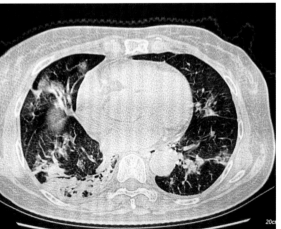
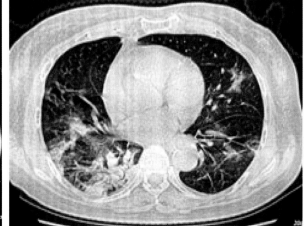

图4-18　病例8肺部CT影像图

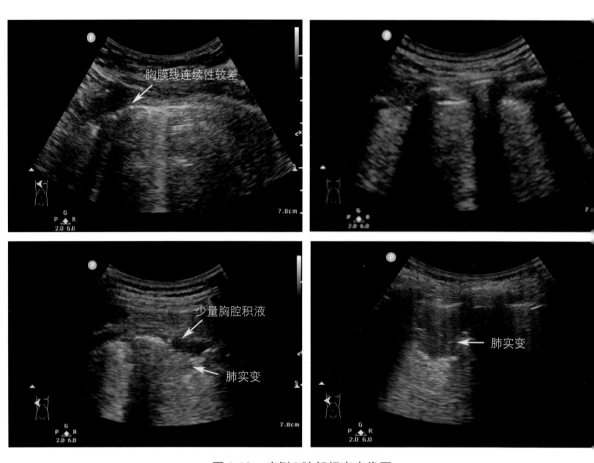

图4-19　病例8肺部超声声像图

均齐B线增多，部分呈融合B线改变，以右侧为甚。右侧PLAPS点增厚的胸膜线下探及散在片状实变区，边界不规则，呈"碎片征"改变，大的范围有2.59cm×2.45cm，可见动态支气管充气征。左、右侧PLAPS点探及散在小斑片状实变区，动态支气管充气征阴性，肺实变周围B线较致密。超声所见提示间质性肺水肿，双下肺PLAPS点散在灶性梗阻性肺不张，以右侧为甚（2020-02-05，图4-19）。

小结

此病例为新冠肺炎危重病例，超声对病变部位病灶显示与CT基本吻合。本例超声声像图特征为双下肺胸膜线略增厚，部分不连续，双下肺B线增多，部分呈融合B线改变，双侧PLAPS点增厚的胸膜线下探及散在不规则斑片状实变区。综合超声声像图提示间质性肺水肿，双下肺PLAPS点散在灶性梗阻性肺不张。

病例9

　　患者杨××，男，50岁，因少尿、心累、气促1个月，发热、咳嗽2天于2020年1月21日入院。

　　现病史：患者2019年12月26日到武汉后，因少尿、心累和气促1个月，发热、咳嗽2天于2019年12月27日凌晨就诊于当地一家三甲医院，在ICU住院17天。2020年1月13日乘飞机返回成都后，自觉症状未缓解，立即进入成都市某医院肾内科住院治疗，因患者有武汉疫区活动和住院史，疑诊新型冠状病毒肺炎，转入成都某定点医院进一步治疗。

　　既往史：既往有糖尿病4年，目前给予诺和灵8U和干精胰岛素14U一天一次。发现高血压2年，血压最高220/134mmHg，长期服用缬沙坦80mg一天一次、倍他洛克47.5mg一天一次、阿托伐他汀20mg一天一次、氨氯洛地平5mg一天一次。

　　体格检查：体温37.5℃，脉搏121次/分，呼吸21次/分，血压150/79mmHg，血氧饱和度92%。慢性贫血貌，精神差，端坐呼吸，咽部无充血，双下肢可见陈旧性皮疹，胸廓对称，呼吸急促，呼吸动度大，叩诊为清音，双肺未闻及干湿啰音，双下肢轻度水肿，余查体未见明显异常。

　　辅助检查（2020-01-21）

　　（1）床旁X线　双肺纹理增多，紊乱，双肺可见斑片、团片状密度增高影，边界不清，双肺透光度减低，双侧肺门显示欠佳，心影增大。

　　（2）血常规　白细胞计数$11.68×10^9$/L，中性粒细胞数$11.14×10^9$/L，淋巴细胞数$0.36×10^9$/L，血红蛋白含量72g/L，超敏C反应蛋白75.5mg/L。

　　（3）肝功能　丙氨酸氨基转移酶1U/L，天门冬氨酸氨基转移酶18U/L，总胆红素2μmol/L，白蛋白29g/L。

　　（4）T淋巴细胞亚群　$CD3^+$计数206/μL，$CD3^+CD4^+$计数88/μL，$CD3^+CD8^+$计数105/μL。

　　（5）生化检查　血糖11.6mmol/L，血尿素氮21.04mmol/L，血肌酐1732μmol/L，血尿酸491μmol/L，血钾6.72mmol/L，血钙1.52mmol/L。

　　（6）心肌酶谱　乳酸脱氢酶（活性）461U/L，羟丁酸脱氢酶（活性）321U/L，肌酸激酶（活性）1013U/L。

　　（7）血气分析　pH 7.44，二氧化碳分压3.9kPa，氧分压59mmHg，氧饱和度94.2%，碳酸氢根24.5mmol/L，剩余碱–4.2mmol/L。

　　（8）甲型、乙型流感筛查阴性，新型冠状病毒核酸检测阳性。

临床诊断

① 新型冠状病毒感染肺炎（危重型）。

② 重症肺炎Ⅰ型呼吸衰竭。

③ 慢性肾功能不全，尿毒症期。

④ 脓毒血症。

⑤ 高血压心脏病伴充血性心力衰竭。

⑥ 高血压病3级（很高危）。

⑦ 重度贫血。

⑧ 2型糖尿病，2型糖尿病肾病。

⑨ 低蛋白血症。

⑩ 代谢性酸中毒。

⑪ 动脉粥样硬化。

⑫ 白细胞减少。

⑬ 血小板减少。

⑭ 下肢静脉血栓。

床旁胸部X线片表现

双肺纹理增多、紊乱，双肺可见斑片状、团片状密度增高影，边界不清，双肺透光度减低，双侧肺门显示欠佳，心影增大（2020-01-21，图4-20）。

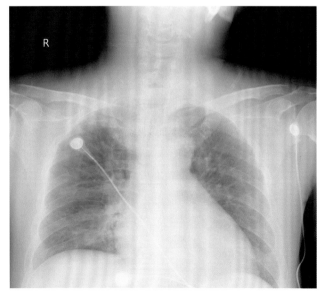

CT表现

双肺多发散在斑片状、磨玻璃状、点结状及索条状密度增高影，密度不均匀，边界模糊，考虑感染性病变；心包腔少量积液；双侧胸腔少量积液（2020-02-04，图4-21）。

图4-20　病例9床旁胸部X线片影像图

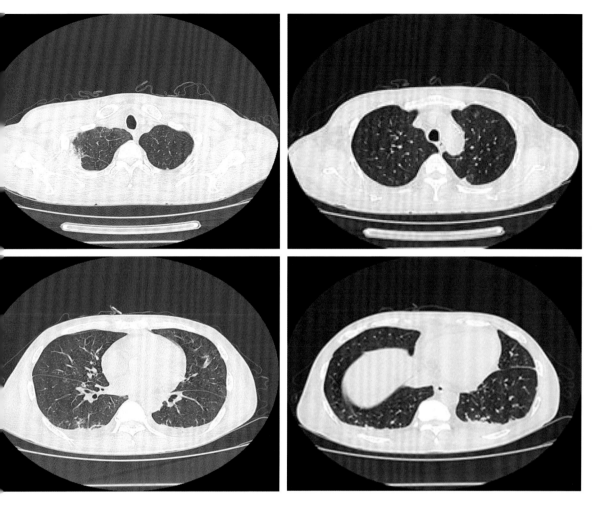

图4-21 病例9肺部CT影像图

超声表现

超声动态及静态图像显示双肺胸膜线弥漫性增厚、粗糙,部分欠连续,胸膜线下方可见致密不均齐的B线,呈与胸膜线垂直,放射状延伸至图像深方短线样高回声,B线间距 <7mm,随呼吸往复运动,双下肺可见散在小斑片实变区,可见支气管充气征。部分肺野远场可见欠清晰不连续的A线存在。超声所见提示肺间质综合征(肺泡性肺水肿,2020-02-05,图4-22)。

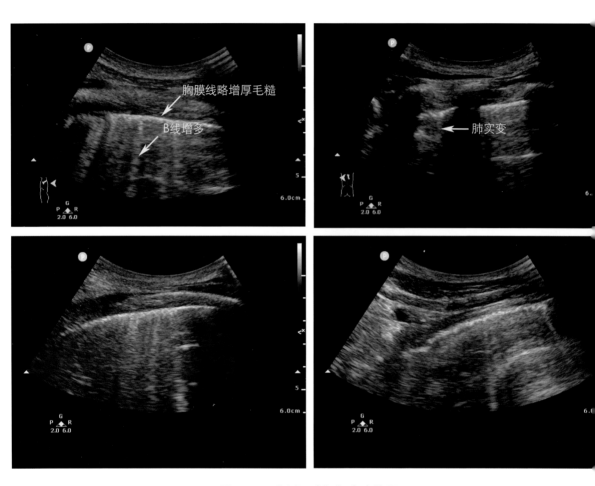

图4-22　病例9肺部超声声像图

小结

此病例为新型冠状病毒肺炎（危重症，病灶消散期），超声和CT均提示双肺肺间质综合征（肺泡性肺水肿），结果基本吻合。肺部超声声像图特征：胸膜线增厚、粗糙、欠连续，双肺野弥漫分布的不均齐致密B线，部分肺野远场隐约可见A线存在。综合上述征象，提示肺间质综合征（肺泡性肺水肿）伴肺下叶部分肺小灶性实变。此患者CT提示心包少量积液、双侧胸腔少量积液，超声未诊断。超声是心包积液和胸腔少量积液首选的检查手段，存在漏诊，扫查过程中应尽量规范、有重点地进行扫查。

病例10

患者何××，男，50岁，咳嗽11天，发热8天于2020年2月8日入院。

现病史：入院前11天患者出现咳嗽，以干咳为主，伴咽痛，无畏寒、发热、胸闷、气促，院外自购药物治疗，症状无缓解。入院前8天，患者出现发热，体温最高38℃，稍感畏寒，无乏力，无寒战、胸闷、气促，未治疗。于2020年2月2日到成都某医院就诊，胸部CT显示双肺散在斑片状磨玻璃影，不除外病毒感染，入院。

既往史：患者体健，否认肝炎、结核病史。否认过敏史，否认外伤史，预防接种史不详。

个人史：患者长居成都，2020年1月24日患者妹妹自重庆来成都居其家，2020年1月26日离开回重庆，2020年2月2日其妹妹诊断新型冠状病毒肺炎。目前患者同居住共4人，其岳父、妻子均确诊新型冠状病毒肺炎，其女及岳母均隔离。患者长期吸烟20年，约20支/日，戒烟8年；否认长期饮酒。

体格检查：体温36.9℃，脉搏98次/分，呼吸21次/分，血压131/81mmHg，血氧饱和度90%。患者患病以来，进食、休息较差，大小便无异常。急性病容，呼吸平稳，神志清楚，皮肤温度升高，弹性可，咽部无充血，双肺叩诊清音，双肺未闻及干湿啰音，心脏、胸腹部听诊未见异常。

辅助检查（2020-02-08）

（1）院外胸部CT（2020-02-02）　双肺散在斑片状磨玻璃影，不除外病毒肺炎所致。

（2）血常规　白细胞计数$13.53×10^9$/L，中性粒细胞百分比90.80%，淋巴细胞数$0.57×10^9$/L。

（3）T淋巴细胞亚群　$CD3^+$计数287/μL，$CD3^+CD4^+$计数287/μL，$CD3^+CD8^+$计数103/μL，$CD3^+$百分比60.45%，$CD3^+CD8^+$百分比33.48%。

（4）生化检查　总蛋白56.3g/L，白蛋白32.2g/L，超敏C反应蛋白14.1mg/L，血糖10.75mmol/L，肝肾功能正常。

（5）心肌损伤标记物　肌酸激酶同工酶0.6ng/mL，肌红蛋白27.09ng/mL，高敏肌钙蛋白<3.00pg/mL。

（6）血气分析　pH 7.42，二氧化碳分压39.80mmHg，氧分压57.3mmHg，氧饱和度90.4%，碳酸氢根24.4mmol/L，剩余碱0.92mmol/L。

（7）新型冠状病毒核酸检测　阳性。

临床诊断

① 新型冠状病毒肺炎（重型）。
② 细胞免疫缺陷。

CT 表现

双肺可见多发散在（以胸膜下为主）磨玻璃状、条索状、斑片状及网格状密度增高影，病灶密度较均匀，边界模糊，考虑感染。局部心包稍增厚。双侧胸膜稍增厚、粘连（2020-02-09，图4-23）。

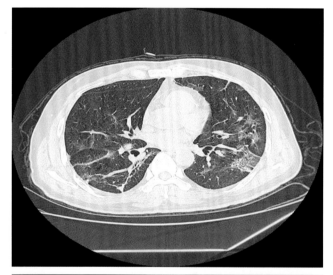

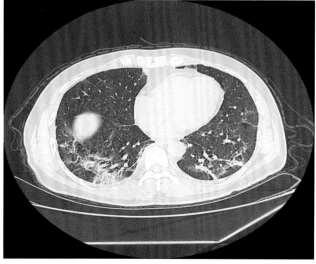

图4-23

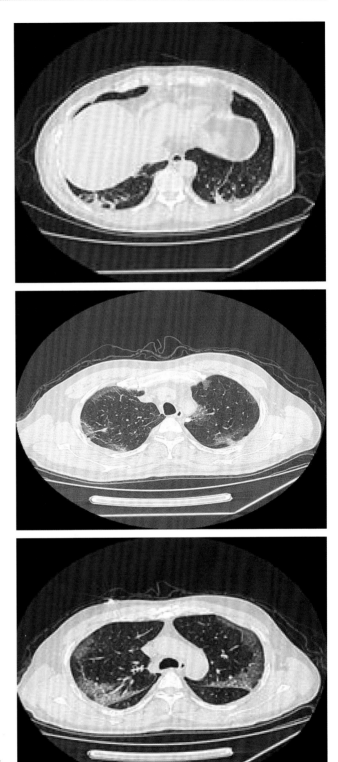

图4-23　病例10肺部CT影像图

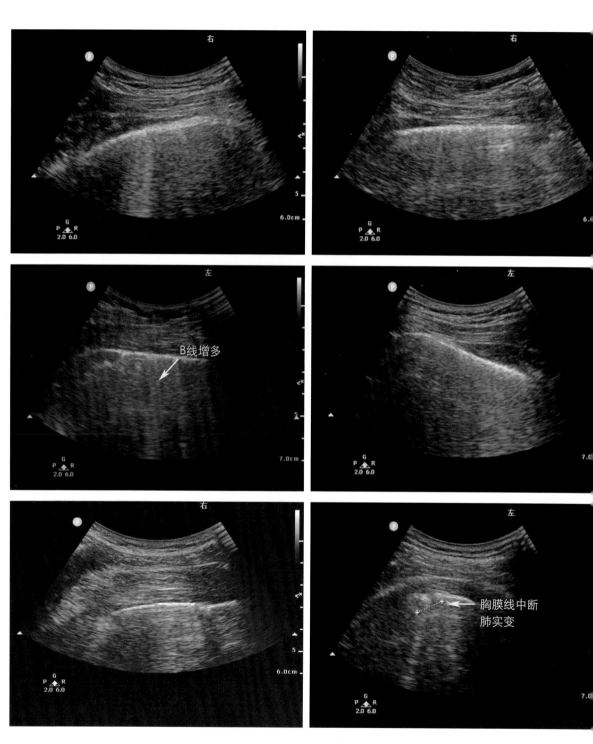

图4-24 病例10肺部超声声像图

超声表现

超声动态和静态图像显示双侧胸膜线增厚粗糙，增厚的胸膜线下分布不均齐放射状增多的B线，部分区域见融合B线。左肺PLAPS点扫查，胸膜线有中断，下方可见散在小斑片状肺实变区域，形态不规则，周围呈碎片征改变，支气管充气征阴性，大的范围有1.3cm×1.2cm。超声所见提示肺间质综合征（肺泡性肺水肿），左肺PLAPS点局部阻塞性肺不张或肺栓塞可能（图4-24）。

小结

此病例为新型冠状病毒肺炎重症病例，CT显示双侧胸膜稍增厚、粘连，双肺见多发磨玻璃影及斑片影、网状影，考虑感染。超声动态和静态图像显示双侧胸膜增厚粗糙，部分区域较严重的肺间质综合征（肺泡性肺水肿、白肺）改变，CT与超声图像基本吻合。超声另外提示左肺PLAPS点发现局部阻塞性肺不张或肺栓塞病变。

病例11

患者乐××，女，59岁，咳嗽、咳痰7天，于2020年2月1日入院。

现病史：患者入院前7天出现咳嗽，咳白色黏痰，未治疗，于1月27日到成都某医院急查甲型及乙型流感抗原均阴性，新型冠状病毒核酸检测呈阳性。经外院抗感染、抗病毒、调节免疫等治疗，1月30日复查胸部CT病灶较前明显加重，患者病情加重入院。

既往史：患者10年前诊断高血压病，最高血压170/90mmHg，予以硝苯地平降压，间断服药，平时未监测血压，6年前因子宫肌瘤行子宫切除术。1天前注射免疫球蛋白出现输血反应。

个人史：患者出生并久居武汉。2020年1月20日与丈夫、婆婆、儿子自湖北武汉出发，1月24日到达河南信阳，2020年1月26日自信阳乘火车到达成都，其儿子、儿媳、女儿均考虑新型冠状病毒肺炎予以隔离治疗。

体格检查：体温37℃，脉搏83次/分，呼吸20次/分，血压125/78mmHg，血氧饱和度83%。急性病容，呼吸平稳，神志清楚，皮肤温度升高，弹性可，咽部无充血，双肺叩诊清音，胸部、腹部查体（-）。

辅助检查（2020-01-27）

（1）院外胸部CT　双肺散在少许磨玻璃样稍高密度小结节影，炎性结节可能性大。心脏未见增大。甲状腺左侧叶未见确切显示。

（2）血常规　白细胞计数$4.92×10^9$/L，中性粒细胞百分比65.5%，淋巴细胞数$1.15×10^9$/L。

（3）T淋巴细胞亚群　$CD3^+$计数178/μL，$CD3^+CD4^+$计数106/μL，$CD3^+CD8^+$计数64/μL。

（4）肝肾功能正常，超敏C反应蛋白22.7mg/L，血钠134.5mmol/L，血钾3.10mmol/L，血钙0.903mmol/L，血氯104.4mmol/L。

（5）甲状腺功能　促甲状腺素0.93μIU/mL，甲状腺素65.55ng/mL，三碘甲状腺原氨酸0.44ng/mL，游离甲状腺素11.22pmol/L。

（6）心肌损伤标记物　肌酸激酶同工酶0.9ng/mL，肌红蛋白31.89ng/mL，高敏肌钙蛋白11.04pg/mL。

（7）血气分析　pH 7.403，二氧化碳分压39.50mmHg，氧分压178.6mmHg，氧饱和度100%，碳酸氢根24.1mmol/L，剩余碱-0.56mmol/L。

（8）新型冠状病毒核酸检测　阳性。

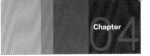

临床诊断

① 新型冠状病毒肺炎（重型）。

② 细菌性肺炎。

③ 高血压2级，高危。

④ 细胞免疫缺陷。

⑤ 电解质紊乱。

⑥ 低蛋白血症。

⑦ 2型糖尿病。

CT表现

双肺可见多发散在斑片状、条索状磨玻璃影，密度不均匀，边缘模糊，以双肺胸膜下区域为甚，考虑炎症（2020-02-11，图4-25）。

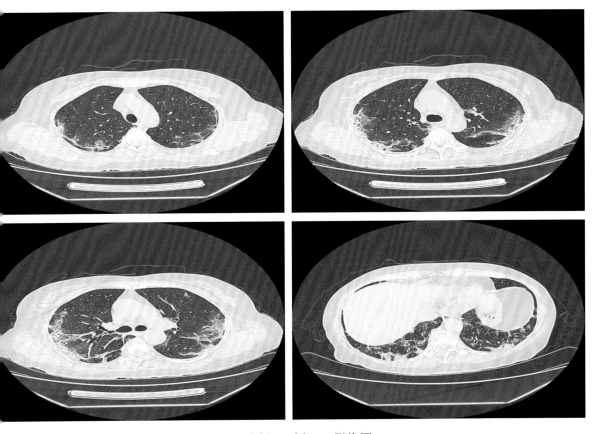

图4-25　病例11肺部CT影像图

超声表现

　　超声动态图像和静态图像显示双肺胸膜线增厚、粗糙，部分连续性中断，B线增多，分布不均齐，呈瀑布征和火箭征改变，部分可见融合B线，A线消失。双肺背侧及前下侧胸膜线下可见较多小斑片状实变区，形态不规则，周围可见碎片征改变，内可见动态支气管充气征，少量胸腔积液。超声提示肺间质综合征（肺泡性肺水肿）伴局部双肺背侧及前下侧肺实变，少量胸腔积液（图4-26）。

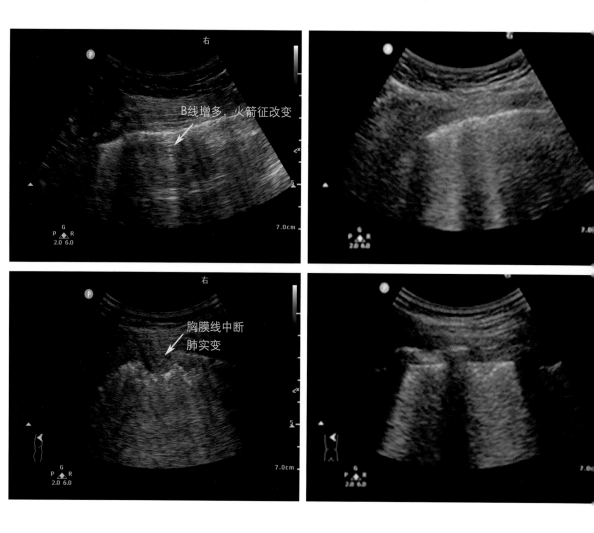

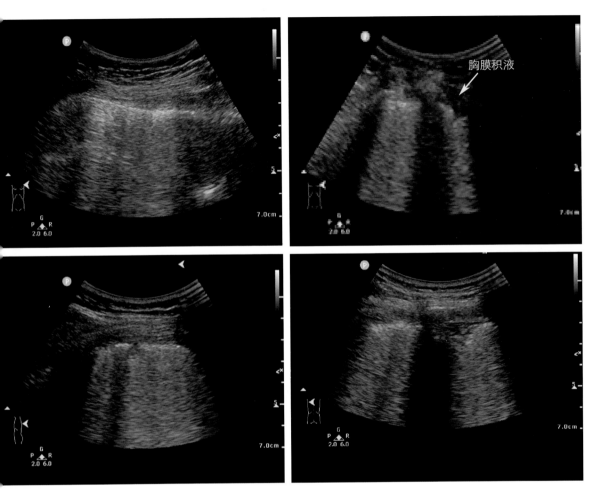

图4-26　病例11肺部超声声像图

小结

此病例为新冠肺炎重症病例，CT和超声检查均有符合病情的阳性发现。CT显示病灶主要分布在肺外带区域炎性改变，这为床旁肺超检查提供了机会。超声检查该病例特点以不均齐B线为分布主，双肺背侧及前下侧胸膜线下散在分布较多的小范围实变肺组织，双肺前上侧胸膜线下肺实变较少。提示肺间质综合征（肺泡性肺水肿）伴双肺背侧及下侧局部肺实变。

病例12

患者倪××，男，57岁，咳嗽1个月，加重伴发热、气促2周于2020年1月28日入院。

现病史：患者咳嗽1个月，加重伴发热、气促2周，伴乏力，最高体温39℃。2020年1月21日到成都某医院就诊。胸部CT提示双肺间质性肺炎，双肺小叶部分实变，双侧胸腔积液。甲流病毒抗原阴性，血气分析显示氧分压62.8mmHg，1月24日复查胸部CT：双肺间质性病变伴双下肺部分实变较前加重，双侧胸膜较前明显增厚，双侧胸腔积液较前增多。成都市疾控中心电话通知新型冠状病毒核酸检测阳性。

既往史：无特殊。

个人史：入院前1个月内有多地出差史，入院前2周到过北京，否认近期内到过武汉及接触过武汉人，患者配偶2周前曾出现发热，目前在成都某医院隔离观察。

体格检查：体温36.8℃，脉搏62次/分，呼吸35次/分，血压141/91mmHg，血氧饱和度97.8%。急性病容，呼吸急促，神志清楚，皮肤温度正常，弹性可，双肺叩诊清音，胸部、心脏、腹部听诊不能完成。

辅助检查

（1）院外胸部CT（2020-01-21）　双肺间质性肺炎，双肺下叶部分实变，双侧胸腔积液。

（2）血常规　白细胞计数14.84×10^9/L，中性粒细胞百分比85.7%，淋巴细胞百分比8.7%，血红蛋白含量142g/L，血小板计数339×10^9/L，C反应蛋白24.01mg/L。

（3）T淋巴细胞亚群　$CD3^+$计数524/μL，$CD3^+CD4^+$计数266/μL，$CD3^+CD8^+$计数229/μL。

（4）生化检查　丙氨酸氨基转移酶46U/L，谷氨酰氨转移酶89U/L，总蛋白50.3g/L，白蛋白28.2g/L；超敏C反应蛋白27.5mg/L；胆碱酯酶4263U/L，血清铁蛋白421.0ng/L，血清纤维结合蛋白157mg/L，触珠蛋白262.35mg/dL，血糖6.37mmol/L，血尿酸7.32nmol/L

（5）血电解质　钙1.93mmol/L，镁1.05mmol/L，磷0.74nmol/L，氯114.2nmol/L。

（6）心肌酶谱　乳酸脱氢酶（活性）507U/L，羟丁酸脱氢酶（活性）397U/l，肌酸激酶（活性）767U/L，肌酸激酶同工酶（活性）25U/L。

（7）血气分析　pH 7.412，二氧化碳分压40.40mmHg，氧分压95.6mmHg，氧饱和度97.8%，碳酸氢根25.2mmol/L，剩余碱0.59mmol/L。

（8）新型冠状病毒核酸检测　阳性。

临床诊断

① 新型冠状病毒肺炎（危重型）。

② ARDS（重度）。

③ 重症肺炎 I 型呼吸衰竭。

④ 肝功能异常。

⑤ 低蛋白血症。

⑥ 睡眠障碍。

⑦ 肺炎支原体肺炎。

CT 表现

双肺多发片状实变影及斑片状、条索状、磨玻璃影，密度不均匀，边缘模糊，考虑炎症。右肺下叶前基底段直径约 1.4cm，肺囊肿可能。双侧胸膜增厚、粘连。双侧胸腔少量积液（2020-02-07，图 4-27）。

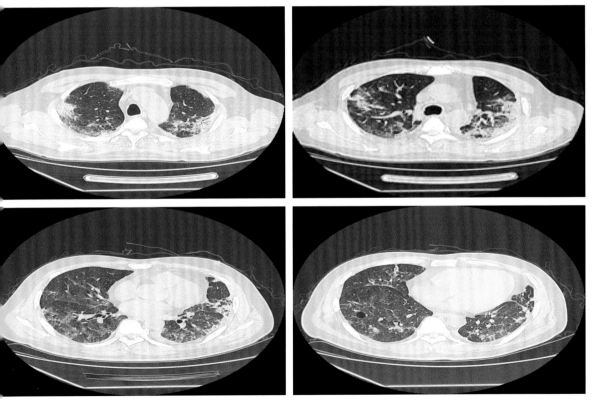

图 4-27 病例 12 肺部 CT 影像图

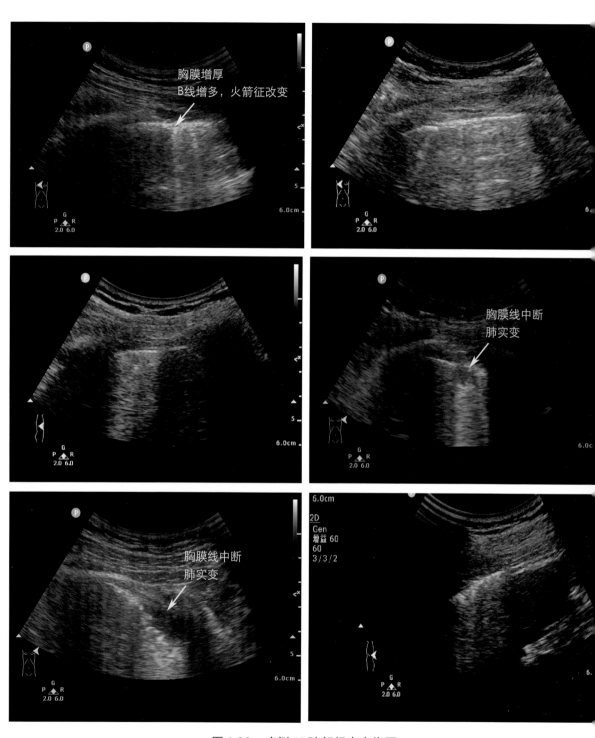

图4-28　病例12肺部超声声像图

超声表现

超声动态和静态图像显示双侧胸膜线增厚、粗糙，部分不连续，B线增多，间距<7mm，部分呈融合B线，双肺野A线消失。肺右上、右后及左下侧胸膜下可见斑片状实变区，形态不规则，边缘见"碎片"征，内可见动态支气管充气征。超声提示肺间质综合征（肺泡性肺水肿）伴。肺右上、右后及左下侧胸膜下方散在肺实变（图4-28）。

小结

此病例为新冠肺炎危重症病例。超声声像图特征性改变为胸膜线增厚、部分不连续，B线增多，部分呈融合B线改变，双肺外周可见多处斑片状肺实变，超声诊断肺间质综合征（肺泡性肺水肿）伴肺右上、右后及左下实变，与CT诊断较为符合。

患者晏××，女，43岁，发热、乏力7天，咳嗽2天于2020年2月2日入院。

现病史：7天前患者出现发热、乏力、头痛，自测体温38.5°C，自行服阿莫西林、感冒药（具体不详）等，头痛缓解。2020年1月19日到成都某医院就诊，胸部CT提示双肺下叶磨玻璃影，鼻咽拭子新冠肺炎核酸检测阳性。转诊到成都郫都某医院给予抗感染和抗病毒等治疗，肺部病灶进展加重，并出现气促，随即到本院进一步治疗。

既往史：患者既往体健，余无特殊。

个人史：患者出生湖北，1996年迁入成都，久居成都，2020年1月19日到湖北孝感市南区卧龙乡，期间在武汉汉口车站滞留10分钟，2020年1月26日回成都后，在家自行隔离。

体格检查：体温36.9℃，脉搏86次/分，呼吸20次/分，血压108/60mmHg，血氧饱和度86%。急性病容，呼吸平稳，神志清楚，皮肤温度正常，弹性可，咽部充血，双肺叩诊清音，胸部、心脏、腹部听诊未完成。

辅助检查（2020-2-1 CT和2020-2-2血液和生化检查等）

（1）胸部CT　双肺下叶磨玻璃影（2020-2-1）。

（2）血常规　白细胞计数$4.76×10^9$/L，中性粒细胞数$3.30×10^9$/L，淋巴细胞数$0.96×10^9$/L

（3）T淋巴细胞亚群　$CD3^+$计数317/μL，$CD3^+CD4^+$计数136/μL，$CD3^+CD8^+$计数158/μL。

（4）心肌损伤标记物　肌酸激酶同工酶1.1ng/mL，肌红蛋白<21.00ng/mL，高敏肌钙蛋白5.64pg/mL。

（5）生化指标　丙氨酸氨基转移酶27U/L，谷氨酰氨转移酶14U/L，总蛋白65.3g/L，白蛋白35.3g/L，胆碱酯酶5186U/L，血清铁蛋白26.0ng/L，血清纤维结合蛋白139mg/l；血糖6.21mmol/L；肾功能正常。

（6）血电解质　钙2.05mmol/L，镁0.81mmol/L，磷0.49nmol/L，钠141.1mmol/L，钾3.85mmol/L，氯115.1mmol/L。

（7）血气分析　pH 7.469，二氧化碳分压29.8mmHg，氧分压59mmHg，氧合指数280，碳酸氢根21.5mmol/L，剩余碱–2mmol/L。

（8）新型冠状病毒核酸检测　阳性。

临床诊断

① 新型冠状病毒肺炎（危重型）。

② 细胞免疫缺陷。

③ 电解质紊乱。

④ 中度贫血。

⑤ 低蛋白血症。

⑥ 焦虑状态。

CT表现

双肺见多发散在斑片状、条索状及细网格状密度增高影，以胸膜下为主，考虑炎症。双下胸膜稍增厚，左侧胸腔少许积液（2020-2-1复查，图4-29）。

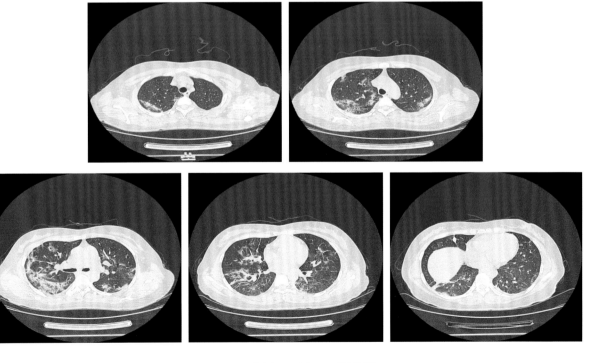

图4-29　病例13肺部CT影像图

超声表现

超声动态和静态图像显示双下肺BLUE点胸膜线增厚、粗糙，连续性多处中断，双肺见不均齐B线增多，部分呈致密融合B线改变，双下胸膜探及多个斑片状实变区，边界不规则，呈"碎片征"改变，可见动态支气管充气征。超声所见提示间质性肺水肿（肺泡性肺水肿），双下肺多发灶性肺实变（2020-02-03，图4-30）。

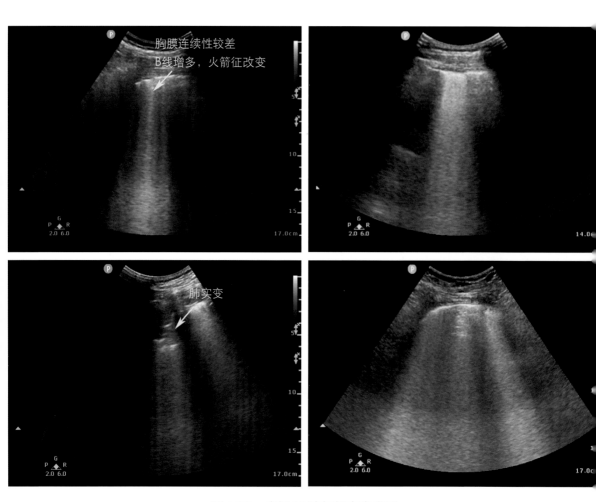

图4-30　病例13肺部超声声像图

小结

超声动态CT和相邻两次超声检查发现，双下肺胸膜增厚，多发灶性肺实变区，CT和超声提示间质性肺炎改变（肺泡性肺水肿）伴肺下叶多处实变，两者结合基本吻合。

病例14

患者陈××，男，37岁，发热、咳嗽10天，于2020年2月5日入院。

现病史：患者10天前无明原因出现发热，最高体温39.8℃，伴畏寒、寒战，发热无规律，伴轻微咳嗽，咳白色泡沫痰，就诊某县人民医院。胸部CT提示左肺上叶尖后段及右肺下叶后基底段少许磨玻璃影，考虑感染；新型冠状病毒核酸检测阳性。4天前转入成都某区人民医院，经抗病毒等治疗，复查胸部CT提示肺内病灶范围稍增大，仍有中度发热、咳嗽、活动后气促，后转入本院进一步治疗。

既往史：患者既往体健，余无特殊。

个人史：出生并久居成都，1月21日患者接触武汉来人，该人员已确诊为"新型冠状病毒感染肺炎"。

体格检查：体温36.7℃，脉搏71次/分，呼吸20次/分，血压132/85mmHg，血氧饱和度96%。体型偏胖，急性病容，呼吸平稳，神志清楚，皮肤温度正常，弹性可，咽部无充血，双肺叩诊清音，胸部、心脏、腹部听诊正常。

辅助检查（2020-02-01 CT和2020-02-05血液常规及生化检查等）

（1）院外胸部CT　（2020-02-01）双肺多发斑片状磨玻璃影。

（2）血常规　白细胞计数5.71×10^9/L，中性粒细胞百分比71.9%，淋巴细胞数0.61×10^9/L，C反应蛋白39.25mg/L，肝肾功能未见异常。

（3）T淋巴细胞亚群　$CD3^+$计数113/μL，$CD3^+CD4^+$计数38/μL，$CD3^+CD8^+$计数71/μL，$CD3^+$百分比52.30%，$CD3^+CD4^+$百分比17.54%，$CD3^+CD8^+$百分比32.77%。

（4）生化检查　丙氨酸氨基转移酶153U/L，谷氨酰氨转移酶51U/L，门冬酰胺转移酶70U/L，碱性磷酸酶66U/L；总蛋白，66.0g/L，白蛋白39.3g/L；超敏C反应蛋白40.8mg/L；胆碱酯酶6959U/L，血清铁蛋白790.0ng/L，血清纤维结合蛋白244.0mg/L；血糖8.59mmol/L；血钙mmol/L 2.23mmol/L，血镁0.94mmol/L，血磷0.85nmol/L，血钠135.7mmol/L，血钾4.99mmol/L，血氯109.4mmol/L；肾功能正常。

（5）心肌损伤标记物　肌酸激酶同工酶0.7ng/mL，肌红蛋白<21.00ng/mL，高敏肌钙蛋白7.11pg/mL。

（6）血气分析　pH 7.49，二氧化碳分压22.8mmHg，氧分压70mmHg，氧合指数212，碳酸氢根24.5mmol/L，剩余碱–5.5mmol/L。

（7）新型冠状病毒核酸检测　阳性。

临床诊断

① 新型冠状病毒肺炎（重型）。
② 肝功能异常。
③ 细胞免疫缺陷。

床旁DR

右中肺野似见斑片状密度增高影，建议CT扫描（2020-02-05）。

CT表现

双肺多叶段散在斑片状、条片状磨玻璃状影，密度不均匀，边缘模糊，以双肺胸膜下为主；右肺上叶尖段胸膜下可见直径约1.1cm肺大疱影，结合病史，考虑病毒性肺炎；右肺上叶尖段肺大疱形成（图4-31、图4-32）。

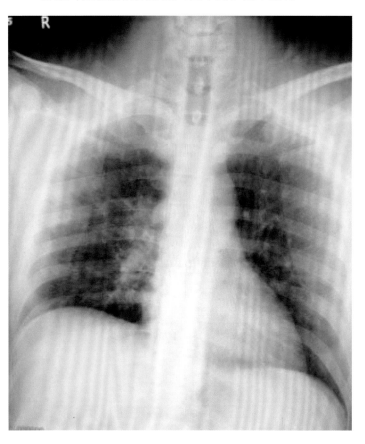

图4-31 病例14床旁DR影像图

右中肺野似见斑片状密度增高影

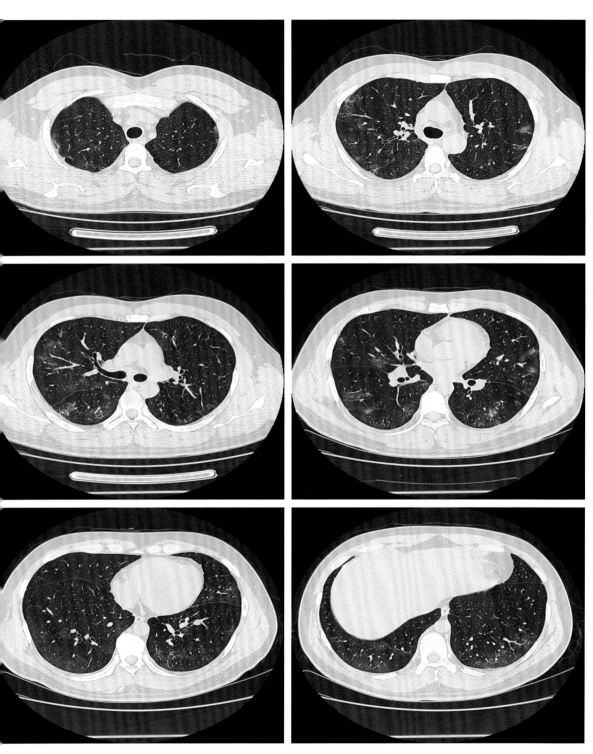

图 4-32　病例 14 肺部 CT 影像图

超声表现

　　超声动态和静态图像显示双肺胸膜线增厚，粗糙，双肺多个区域见不均齐B线增多，部分呈致密B线改变，部分区域A线可见。超声所见提示间质性肺水肿（肺泡性肺水肿，图4-33）。

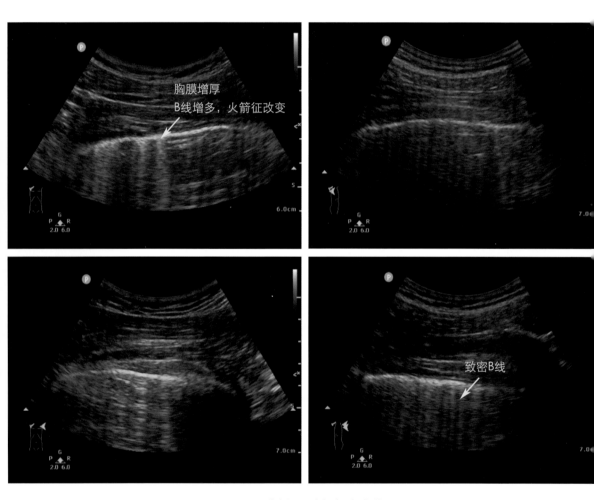

图4-33　病例14肺部超声声像图

小结

　　此病例为新冠肺炎重症病例，超声和CT两种影像手段均发现多个叶段和区域间质性肺水肿改变，诊断比较吻合。CT右肺上叶尖段胸膜下可见直径约1.1cm肺大疱影，超声未探及，分析位于胸膜下气体的深面是漏诊的原因。

病例15

患者严××，女，64岁，腹泻1周，发热6天，咳嗽4天，于2020年2月5日入院。

现病史：患者腹泻1周、发热6天，于2020年1月4日到成都某医院就诊，咽拭子检查和甲流乙流检测均阴性，新型冠状病毒核酸检测阳性，遂收治本院隔离治疗。

既往史：12年前诊断"糖尿病，慢性肾功能不全"病史，具体不详，2年多前诊断"硬皮病"，已有肺纤维化，同时伴有"骨质疏松，心律失常，心肌缺血"，目前服药"甲氨蝶呤7.5mg qw，叶酸10mg qw，α骨化醇0.5mg qd，阿魏酸哌嗪200mg tid，单硝酸异山梨酯60mg qd，格列喹酮半片tid，甲泼尼龙片3/4片qd，贝前列腺素20μg bid"。

个人史：患者2020年1月22日自驾老挝旅游，途经昆明及西双版纳，2月3日返回成都。2月4日因腹泻1周、发热6天就诊成都某医院，咽拭子新型冠状病毒核酸检测阳性。

体格检查：体温37.2℃，脉搏80次/分，呼吸29次/分，血压141/78mmHg，血氧饱和度90%。急性病容，呼吸急促，神志清楚，精神可，皮肤弹性可，咽部无充血，扁桃体无肿大，胸部、心脏、腹部听诊不能完成。

辅助检查（2020-02-05血液常规及2020-02-06生化检查等）

（1）院外胸部CT　双肺纹理增多，见散在斑片状磨玻璃影，右肺下叶为主。

（2）血常规　白细胞计数$5.72×10^9$/L，中性粒细胞百分比92.4%，淋巴细胞百分比4.7%。血红蛋白含量73g/L，血小板计数$112×10^9$/L，C反应蛋白174.17mg/L，血清淀粉样蛋白＞320mg/L。

（3）T淋巴细胞亚群　$CD3^+$计数209/μL，$CD3^+CD4^+$计数80/μL，$CD3^+CD8^+$计数122/μL，$CD3^+$百分比87.21%，$CD3^+CD4^+$百分比33.38%，$CD3^+CD8^+$百分比50.88%。

（4）甲状腺功能　促甲状腺素2.02μIU/mL，甲状腺素63.32ng/mL，游离甲状腺素13.22pmol/L，三碘甲状腺原氨酸0.65ng/mL，游离三碘甲状腺原氨酸1.77pg/mL。

（5）生化检查　碱性磷酸酶39U/L，白蛋白35.3g/L，总胆汁酸10.1μmol/L，超敏C反应蛋白143.6mg/L，血清铁蛋白597.0ng/mL，血糖7.25mmol/L，血肌酐99.6μmol/L，血尿酸371μmol/L。

（6）心肌损伤标记物　肌酸激酶同工酶1.0ng/mL，肌红蛋白28.75ng/mL，高敏肌钙蛋白T 22.32pg/mL。

（7）血气分析　pH 7.387，二氧化碳分压22.7mmHg，氧分压50mmHg，氧合指数

111，氧饱和度98.4%，碳酸氢根20.7mmol/L。

（8）新型冠状病毒核酸检测　阳性。

临床诊断

① 新型冠状病毒肺炎（危重型）。

② I型呼吸衰竭。

③ 脓毒血症，脓毒性休克。

④ 急性呼吸窘迫综合征（重度）。

⑤ DIC。

⑥ 多器官功能障碍综合征。

⑦ 2型糖尿病，糖尿病肾病。

⑧ 冠状动脉粥样硬化性心脏病？阵发性快速性心房纤颤。

⑨ 细菌性肺炎。

⑩ 深部真菌感染。

⑪ 中度贫血。

⑫ 高渗状态。

⑬ 细胞免疫缺陷。

⑭ 硬皮病。

⑮ 肺纤维化。

⑯ 骨质疏松症。

⑰ 低T_3综合征。

⑱ 双侧下肢粥样硬化斑块形成。

死亡原因：呼吸循环衰竭。

床旁DR

双肺透光度不均匀降低，双肺纹理显示不清，散在斑片影，外中带明显，考虑炎症可能大。心影增大。见图4-34。

超声表现

超声动态和静态图像显示双肺胸膜线增厚粗糙，部分区域连续性中断，双肺多个区域见不均齐B线增多，部分呈致密B线/融合B线改变，未见A线。双肺野多个区域胸膜下

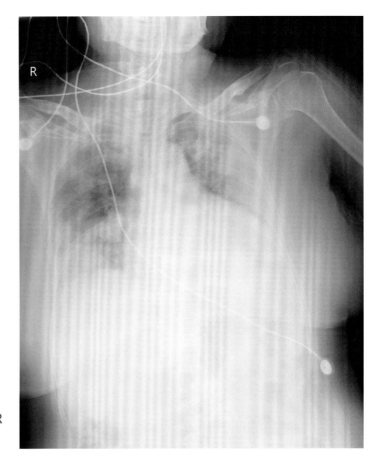

图4-34 病例15床旁DR
影像图

可见小斑片状实变，形态不规则，边缘呈"碎片征"改变，未见支气管充气征。超声所见提示间质性肺水肿（肺泡性肺水肿），双肺多个叶段胸膜下梗阻性肺不张（图4-35）。

小结

此病例为新冠肺炎重症病例，治疗疗效差，出现呼吸循环衰竭致患者死亡。院外CT和床旁DR均提示间质性肺炎的改变，床旁DR提示心脏增大。肺部超声除提示质性肺水肿（肺泡性肺水肿）外，双肺多个叶段胸膜下有小斑片状梗阻性肺不张。相较于CT，肺超声方便、快捷、敏感、无辐射等特点可以作为动态监测病情进展和指导治疗的影像学补充手段。

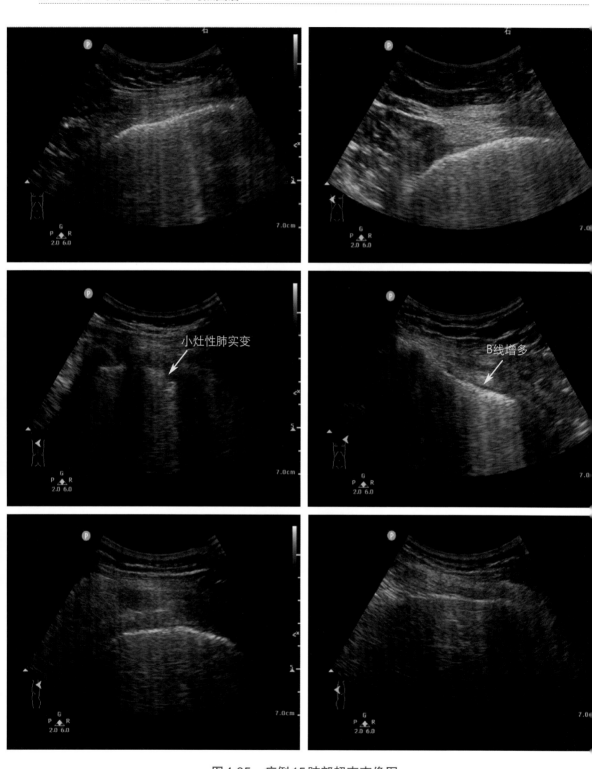

图4-35　病例15肺部超声声像图

病例16

患者付××，女，96岁。咳嗽5天，发热4天入院。

现病史：患者5天前开始出现咳嗽，不伴咳痰，4天前出现发热，体温最高39.0℃，伴畏寒，乏力、气喘和间断胸痛。抗感染治疗4天未见明显好转。

体格检查：听诊双肺呼吸音粗，余无特殊。

辅助检查

（1）中性粒细胞计数$2.15×10^9$/L，淋巴细胞计数$0.35g×10^9$/L。C反应蛋白23.16mg/L。

（2）新型冠状病毒核酸检测　阳性。

临床诊断

新型冠状病毒肺炎。

肺部X线和CT表现

肺部X线：双肺多发斑片影，部分呈磨玻璃状改变（图4-36）。

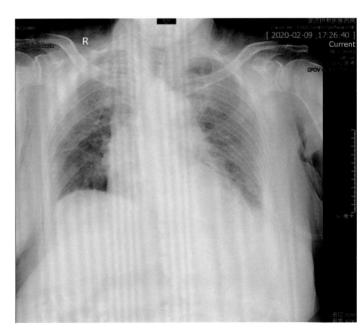

图4-36　病例16肺部X线影像图

双肺多发斑片影，部分呈磨玻璃状改变

　　肺部CT：双肺多发斑片状、索条状磨玻璃影，边缘不清；部分小叶间隔增厚；双肺下叶少许实变，以右肺下叶明显，考虑病毒性肺炎可能，请结合临床（图4-37）。

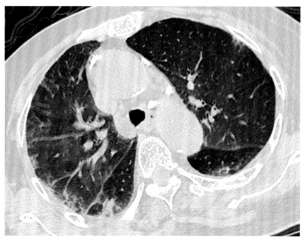
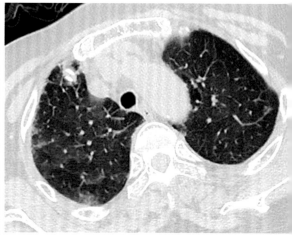

图4-37　病例16肺部CT影像图

超声表现

　　动态和静态超声声像图显示胸膜增厚毛糙，部分连续性中断，双肺野弥漫B线增加，部分区域呈致密融合B线改变，A线消失。双下肺PLAPS点及肩胛下线与脊柱之间可见散在小斑片状实变区，形态不规则，可见动态支气管充气征。超声提示双肺肺间质综合征（肺泡性肺水肿），双下肺局部散在小斑片肺实变改变（图4-38）。

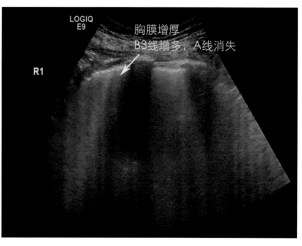
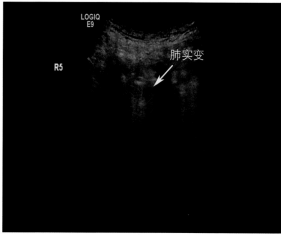

图4-38　病例16肺部超声声像图

小结

　　此病例为新型冠状病毒肺炎重症病例，年龄大，CT与超声均提示肺间质综合征（肺泡性肺水肿）伴双下肺局部散在小斑片肺实变改变，两者报告部位和诊断基本吻合。

病例17

患者，男，45岁，因"发热、咳嗽9$^+$天"于2020年2月1日入院。

现病史：入院前9$^+$天，患者无明显诱因出现发热、咳嗽，伴畏寒、寒战，体温最高达39℃，咳少量白色泡沫痰，无流涕、全身酸痛、乏力等，在当地诊所予以口服药物治疗（具体不详）后，仍间断发热，期间未隔离，正常接触周围人群。2020年1月26日患者自觉症状无明显缓解，遂至某区人民医院住院治疗，期间血常规示白细胞计数8.28×10^9/L，中性粒细胞百分比72.8%，淋巴细胞百分比17.9%。胸部CT提示双肺多叶多发间质性改变。（2020-1-28）外送市疾控中心新型冠状病毒ORF1ab基因阳性，核壳蛋白N基因阳性。确诊为新型冠状病毒肺炎，门诊以"新型冠状病毒肺炎"收住院。患病来，患者精神、食欲欠佳，大小便基本正常，体重无明显变化。

既往史：既往慢性支气管炎病史。否认肝炎、结核或其他传染病史，疫苗接种史不详，否认过敏史，否认外伤史，否认手术史，否认输血史。

个人史：长期居住宣汉与达州两地，无疫区接触史。未接触武汉返乡人员。无吸烟史、嗜酒史。婚姻家庭和睦。

体格检查：体温36.6℃，脉搏112次/分，呼吸20次/分，血压138/85mmHg，体重72.5kg，身高167cm，急性病容，心、肺触诊、听诊不能完成。

辅助检查

（1）胸部CT 提示双肺改变，感染可能，以病毒性肺炎可能性大。

（2）血常规 白细胞计数8.28×10^9/L，中性粒细胞百分比72.8%，淋巴细胞百分比17.9%（2020-1-26）；白细胞计数10.11×10^9/L，中性粒细胞计数9.19×10^9/L，中性粒细胞百分比90.9%（2020-2-1）。红细胞沉降率44mm/h，C反应蛋白21.5mg/L。2020-02-10复查：白细胞计数7.35×10^9/L，中性粒细胞计数6.35×10^9/L，淋巴细胞计数0.47×10^9/L，中性粒细胞百分比86.30%，淋巴细胞百分比6.40%，血红蛋白含量11.9g/dL。

（3）血气分析 pH 7.441，二氧化碳分压38.8mmHg，氧分压63mmHg，剩余碱2mmol/L，碳酸氢根26.4mmol/L，血氧饱和度92%。

（4）血糖测定（随机） 20.76mmol/L。

（5）心肌酶谱 乳酸脱氢酶374U/L，羟丁酸脱氢酶243U/L；B型钠尿肽170.3pg/mL，纤维蛋白原降解物（定量）12.09μg/mL，D-二聚体（定量）1616ng/mL；降钙素原0.198ng/mL。

（6）肿瘤标志物 癌胚抗原5.11ng/mL，神经烯醇化酶26.26U/mL。

（7）电解质血气分析 血钠135mmol/L，血钾3.9mmol/L；pH7.474，二氧化碳分压38mmHg，氧分压72mmHg，剩余碱2mmol/L，碳酸氢根26.3mmol/L，血氧饱和度95%。

（8）外送达州市疾控中心新型冠状病毒ORF1ab基因阳性，核壳蛋白N基因阳性。

临床诊断

① 新型冠状病毒肺炎（危重型）。
② ARDS（中度）。
③ 低蛋白血症。
④ 2型糖尿病？
⑤ 电解质紊乱。

CT表现

CT显示双肺多发散在斑片状、网格状及条索状密度增高影，边缘模糊，以胸膜下为主（图4-39）。

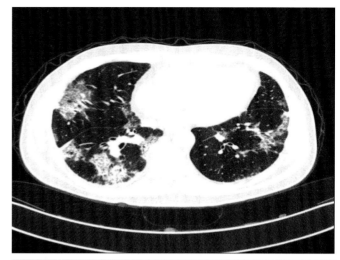
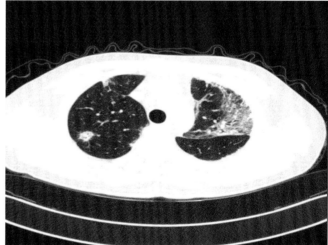
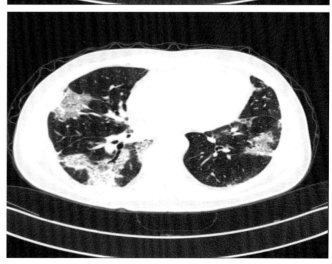

图4-39 病例17肺部CT影像图

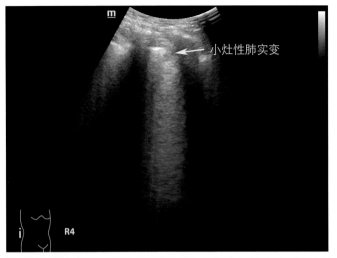

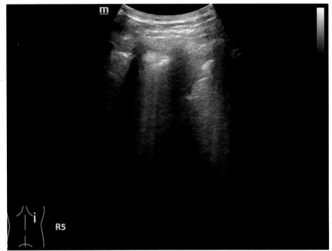

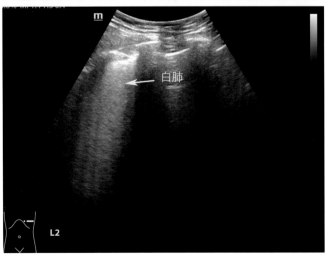

超声表现

　　动态和静态超声声像图显示胸膜线不规则增厚，部分中断，连续性较差；双肺野弥漫的致密融合B线，A线消失，双下肺PLAPS点和腋后线与脊柱间可见片状实变肺组织，形态不规则，周边碎片征改变，可见动态支气管充气征。超声提示双肺肺间质综合征（肺泡性肺水肿），双下肺片状肺实变改变（图4-40）。

小结

　　此病例为新型冠状病毒肺炎的典型病例，CT与超声检查均提示双肺肺间质综合征（肺泡性肺水肿），两者疾病报道基本吻合。超声另外供了双下肺PLAPS点和腋后线与脊柱间片状肺实变改变更多的信息。肺部超声具有方便、敏感、快捷无辐射损伤等特点。病变累及肺部外周，超声可以作为动态监测病程进展和指导治疗的有效的影像学补充手段。

图4-40　病例17肺部超声声像图

病例18

患者，女，82岁，因"确诊新型冠状病毒肺炎5天"于2020年2月16日入院。

现病史：新型冠状病毒肺炎确诊患者汪某（2月5日确诊）系患者的儿媳，自2019年1月23日患者连续5天与汪某进行聚餐活动。患者2020年2月4日起在某酒店隔离，无畏寒、发热，不伴咳嗽、咳痰，无胸闷、气促等不适。2020年2月12日经市疾控中心确诊新型冠状病毒核酸检验结果呈阳性，遂送入开江县医院住院治疗。给予克力芝口服抗病毒治疗，服药后出现剧烈腹泻，故停用克力芝，停药后腹泻好转。更换其他药物抗病毒治疗（具体不详）。今晨由我市专家组查房时，发现患者指氧饱和度降低至80%，但患者无胸闷、气紧等不适，专家组会诊后考虑该患者有病情进一步加重的可能，建议转上级医院进一步治疗。故转送至本院，以"新型冠状病毒肺炎"收入本院西区分院感染科。患者自发病后，精神、食欲尚可，大便见上述情况，小便正常。

既往史：2000年行胆囊切除；20多年前骨质疏松行手术治疗；5年前摔伤致腰椎骨折在重庆行手术治疗。否认肝炎、结核或其他传染病史。已接种乙肝疫苗、卡介苗、脊髓灰质炎疫苗、麻疹疫苗、百白破疫苗及乙脑疫苗。否认过敏史。否认输血史。

个人史：久居当地，无毒物接触史，无吸烟、嗜酒史，其他无特殊。

体格检查：体温36.9℃，脉搏80次/分，呼吸22次/分，血压126/66mmHg，身高140cm，体重40kg，神志清楚，急性病容，心、肺查体未完成。

辅助检查

（1）肺部CT　双肺多发散在分布斑片状磨玻璃影及少许条索影，以胸膜下分布为主，提示感染所致，以病毒肺炎可能（2020-2-22）。

（2）血常规　白细胞计数$4.12×10^9$/L，中性粒细胞数$3.49×10^9$/L，淋巴细胞数$0.34×10^9$/L，中性粒细胞百分比84.70%，淋巴细胞百分比8.30%，红细胞计数$3.59×10^{12}$/L，血红蛋白含量117g/L，血小板数$109×10^9$/L。

（3）肝肾功能　总胆红素6.40μmol/L，直接胆红素1.30μmol/L，间接胆红素5.10μmol/L，谷氨酸氨基转移酶15U/L，天门冬氨酸氨基转移酶21U/L，碱性磷酸酶42U/L，γ-谷氨酰转肽酶15U/L，白蛋白31.60g/L；血尿素5.10mmol/L，血肌酐52.4μmol/L，血乳酸2.29mmol/L。

（4）血气分析　pH 7.436，二氧化碳分压37.1mmHg，氧分压73mmHg，剩余碱1mmol/L，碳酸氢根25mmol/L，二氧化碳总量26mmol/L，血氧饱和度95%，氧合指数221mmHg。

（5）电解质　血钠139mmol/L，血钾3.0mmol/L，血钙1.07mmol/L，血磷0.76mmol/L，

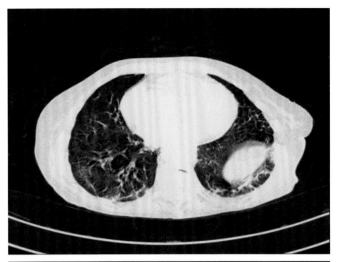

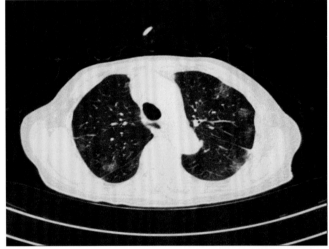

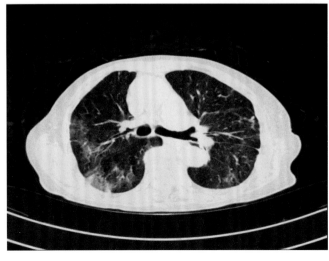

血细胞比容30%PCV。

（6）新型冠状病毒核酸检验阳性。

临床诊断

① 新型冠状病毒肺炎（进展期）。

② ARDS（轻中度）。

CT表现

双肺多发散在分布斑片状磨玻璃影及少许条索影，以胸膜下分布为主，提示感染所致，病毒肺炎可能（2020-02-22，图4-41）。

超声表现

超声静态和动态图像显示双侧肺野多处胸膜线不规则增厚毛糙，部分连续性差，以双下肺为甚，双侧肺野多处区域胸膜下可见致密融合B线；右侧下BLUE点、左肺膈肌点、左PLAPS点及左后BLUE点增厚的胸膜下可见散在不规则小片状实变区，边缘可见碎片征，内可见动态支气管充气征。双上肺上BLUE点可见A线。超声所见提示双肺间质综合征（肺泡性肺水肿），右侧下BLUE点、左肺膈肌点、左PLAPS点及左后BLUE点多处肺实变改变（图4-42）。

图4-41 病例18肺部CT影像图

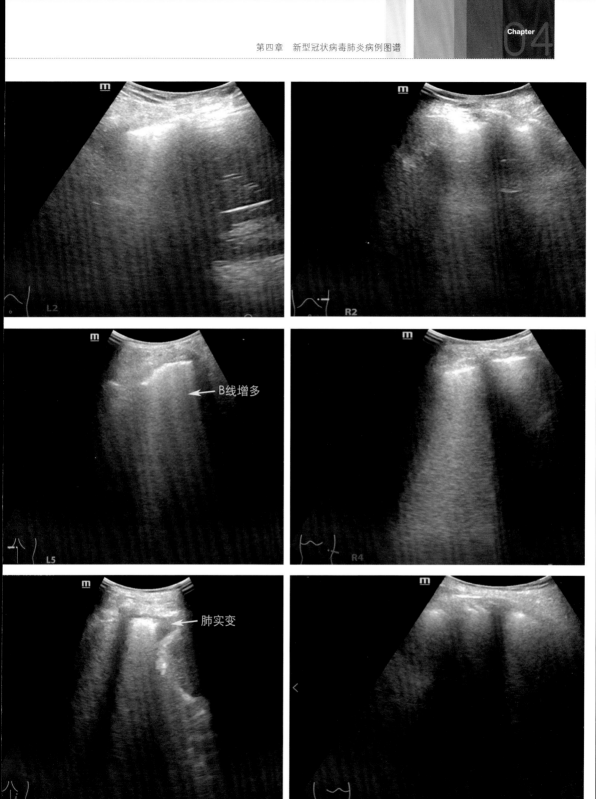

图4-42　病例18肺部超声声像图

小结 ■

此病例为新型冠状病毒肺炎（进展期），超声和CT均提示双肺肺间质综合征（肺泡性肺水肿），超声对双下肺的多处肺实变区域进行了检查和描述。此病例是肺间质综合征（肺泡性肺水肿）较为典型的病例，超声声像图特征性变化可见双肺野胸膜线增厚毛糙和部分中断，双肺野多处区域见弥漫致密融合B线、胸膜下肺实变和可见动态支气管充气征。

病例19

患者何××，男，32岁，因"乏力8+天，咳嗽、气喘3+天，加重1天"于2020年2月4日入院。

现病史：患者于武汉务工，居住地距华南海鲜市场约1公里。入院前8+天，患者无明显诱因出现乏力，伴腹泻5～6次/天，黄色水样便，共2天，无恶心呕吐、腹痛腹胀、无畏寒、发热，无胸痛、呼吸困难、呕血、黑粪等，在当地诊所予以"肠胃药"治疗后，腹泻好转，仍伴有乏力、纳差，未重视未诊治。3天前，患者出现咳嗽、气喘，咳少量白色泡沫痰，自行购买"感冒药"症状无明显缓解，未就诊治疗。1天前，患者上述症状加重，伴呼吸困难、喘累明显，遂至某卫生院就医，行胸部X线片示肺部感染。遂急诊转入渠县人民医院进行隔离治疗。查血常规：白细胞计数$17.64×10^9$/L，中性粒细胞百分比93.7%，C反应蛋白348.56mg/L，红细胞沉降率140mm/h。胸部CT提示双肺弥漫多发斑片、渗出影，以双下肺为甚，考虑感染性病变可能。院外予以头孢他啶＋左氧氟沙星抗感染、克力芝抗病毒、干扰素雾化等治疗，患者病情危重，呼吸困难进行性加重，急诊转入本院，门诊以"新型冠状病毒肺炎？呼吸衰竭"收住院。患病来，患者精神、食欲差，大便情况见上，小便基本正常，体重无明显变化。

既往史：否认肝炎、结核或其他传染病史。已接种乙肝疫苗、卡介苗、脊髓灰质炎疫苗、麻疹疫苗、百白破疫苗及乙脑疫苗。否认过敏史。否认外伤史。否认手术史。否认输血史。

个人史：患者于武汉务工，居住地距华南海鲜市场约1公里。

体格检查：体温36℃，脉搏85次/分，呼吸35次/分，血压117/84mmHg，身高、体重卧床未查。神志清楚，急性病容，心肺未完成检查。

辅助检查

（1）肺部CT　提示双肺异常改变，考虑炎性病变，病毒性肺炎可能；双侧胸膜增厚（2020-02-20）。

（2）血常规　白细胞计数12.51×10⁹/L，中性粒细胞百分比95.80%，淋巴细胞百分比3.40%；红细胞沉降率80mm/h；C反应蛋白121.19mg/L。

（3）血气分析　pH 7.287，二氧化碳分压48.6 mmHg，氧分压69.8mmHg，剩余碱−4.3mmol/L，碳酸氢根20.8 mmol/L，氧饱和度91.9%（鼻塞吸氧10L/分，氧合指数114mmHg）。

（4）新型冠状病毒核酸检验　阳性。

临床诊断

① 新型冠状病毒肺炎（危重型）。
② ARDS（中度）。

CT表现

双肺多发片状磨玻璃影、斑片状及条索状密度增高影；部分小叶间隔增厚，以中外带分布为著，局部可见空气支气管征显示。双侧胸膜增厚（2020-02-13，图4-43）。

超声表现

超声动态和静态图像显示所查双侧肺野多个区域多处胸膜线不规则增厚或消失，B线增加，呈"火箭征""白肺"改变，部分呈融合B线；多个区域胸膜下可见不规则小片状实变区，内可见动态支气管充气征。超声所见提示双肺间质综合征（肺泡性肺水肿），多个区域胸膜下肺实变改变（图4-44）。

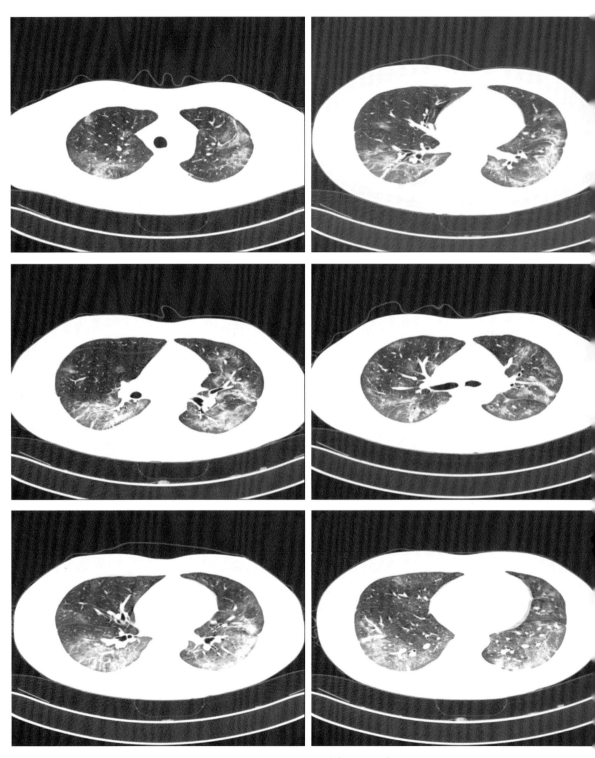

图4-43　病例19肺部CT影像图

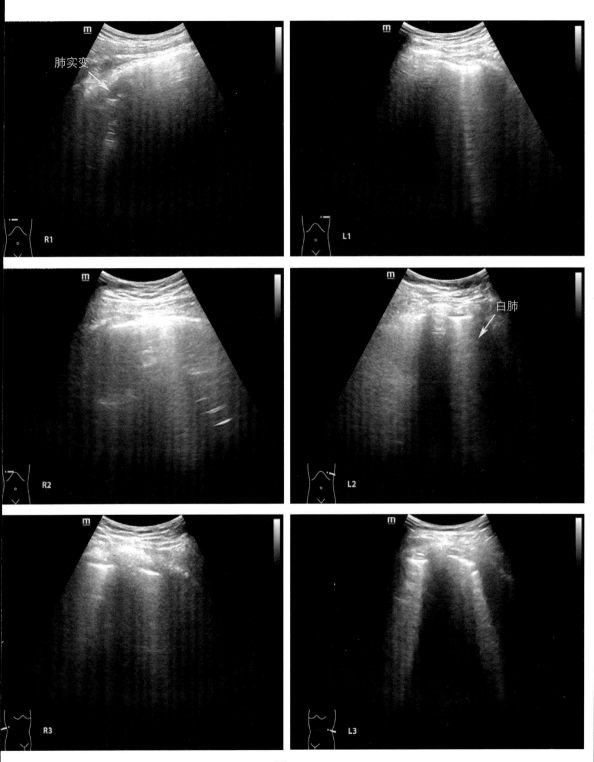

图 4-44

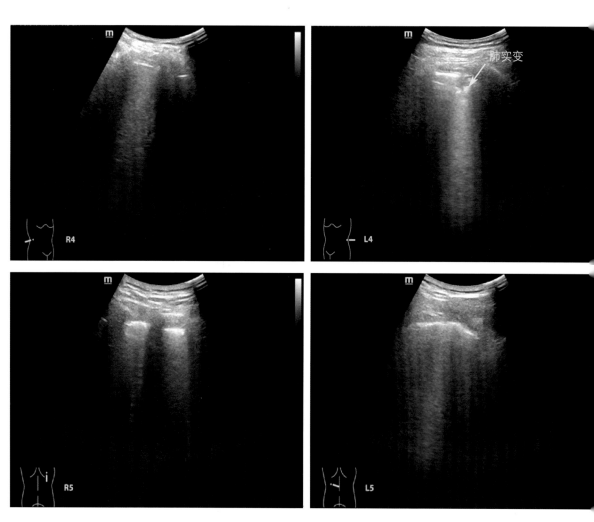

图4-44　病例19肺部超声声像图

小结

　　此病例为新型冠状病毒肺炎（危重型）治疗后2周的病例，CT和超声检查均提示有胸膜增厚、双肺间质综合征（肺泡性肺水肿）改变。另外，超声检查对多个区域多处小实变区进行了较为详细的描述。超声技术方便、敏感、快捷、无辐射损伤等特点，可以作为动态监测病程进展和指导治疗的有效的影像学补充手段。本例超声特征性改变表现为胸膜线增厚、连续性较差，弥漫B线增多呈"火箭征""白肺"，部分可见融合B线；多处胸膜下可见小片状实变区，可见动态支气管充气征，提示肺实变，可与肺不张进行鉴别。

病例20

　　患者龙××，男，45岁，因"反复发热10⁺天，咳嗽7⁺天，痰中带血5⁺天"于2020年2月10日入院。

　　现病史：患者10⁺天前无诱因出现发热，体温37.5℃，无咳嗽、畏寒、寒战，无头痛、头晕、乏力，无胸痛、胸闷及呼吸困难，无恶心呕吐，无腹痛腹泻，在外自行口服连花清瘟胶囊治疗无效。7⁺天前，患者出现咳嗽，以干咳为主，偶有少许白色黏痰，5⁺天前，患者开始出现痰中带血，为暗红色，量少，到县中医院行胸部CT示双肺胸膜下见多发散在斑片状磨玻璃影改变，考虑双肺感染。遂就诊某县人民医院，2月5日送检当地疾控中心检测新型冠状病毒核酸阳性，确诊为新型冠状病毒肺炎。患者生长于当地，在当地医院银行担任保安工作，未到过重庆及武汉，无明确与武汉人员接触史。此次发病以来，患者精神、食欲尚可，大小便正常，睡眠差。

　　既往史：患者既往有风心病，2016年在四川省人民医院行二尖瓣置换术，长期口服华法林2.5mg qd。否认肺结核、乙肝等传染病病史。余无特殊。

　　个人史：患者生长于当地，在当地医院银行担任保安工作，未到过重庆及武汉，无明确与武汉人员接触史。

　　体格检查：体温36.6℃，脉搏102次/分，呼吸23次/分，血压132/69mmHg，身高167cm，体重65kg。神志清楚，无急性病面容，心、肺触诊、听诊未完成。

　　辅助检查

　　（1）胸部CT　提示双肺少许散在斑片状、条索状磨玻璃影，以胸膜下明显，并见小叶间隔增厚征象，较本院2月9日CT片，肺内病变较前有明显吸收、好转（2020-02-22）。

　　（2）血常规　白细胞计数、淋巴细胞计数、中性粒细胞计数及百分比均未见异常，血红蛋白含量11.6g/dL。

　　（3）生化检查　丙氨酸氨基转移酶258 U/L，天门冬氨酸氨基转移酶151U/L，C反应蛋白24.32mg/L。

　　（4）血气分析　pH 7.472，二氧化碳分压35.2mmHg，氧分压72mmHg，剩余碱2mmol/L，碳酸氢根25.7mmol/L，血氧饱和度98%，血乳酸含量2.03mmol/L。

　　（5）血电解质　钠136mmol/L，钾3.2mmol/L。

　　（6）新型冠状病毒核酸检验　阳性。

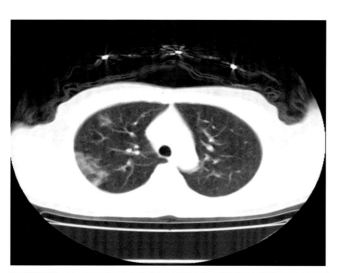

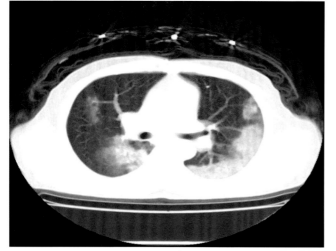

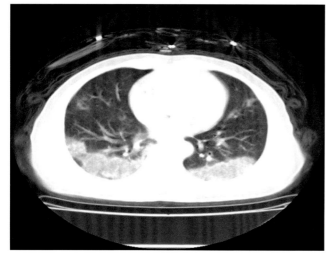

临床诊断

① 新型冠状病毒肺炎。

② 风湿性心脏病（二尖瓣置换术后）。

CT表现

2020-02-09 CT示双肺多发散在"扇形""不规则形"斑片状、条索状磨玻璃影，主要分布于胸膜下，下肺多见（图4-45）。

2020年2月22日CT示：双肺少许散在斑片状、条索状磨玻璃影，以胸膜下明显，并见小叶间隔增厚征象，较本院2月9日CT片，肺内病变有明显吸收、好转（图4-46）。

图4-45　病例20肺部CT影像图一

CT显示双肺多发散在扇形、不规则形斑片状、条索状磨玻璃影，主要分布于胸膜下，下肺多见

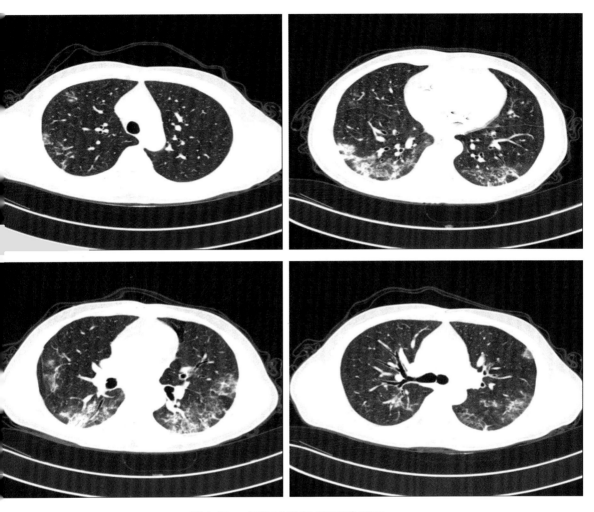

图4-46　病例20肺部CT影像图二

CT显示双肺少许散在斑片状、条索状磨玻璃影，以胸膜下明显，并见小叶间隔增厚征象，较本院2月9日CT片，肺内病变有明显吸收、好转

超声表现

超声动态和静态图像显示双侧肺野病变区域胸膜线不规则增厚，部分连续性中断，B线增加，间距<7mm，部分间距<3mm，呈"火箭征""白肺"改变，左右PLAPS点和后BLUE点可见融合B线，双肺未见明显实变征象。超声所见提示双肺间质综合征（肺泡性肺水肿，图4-47）。

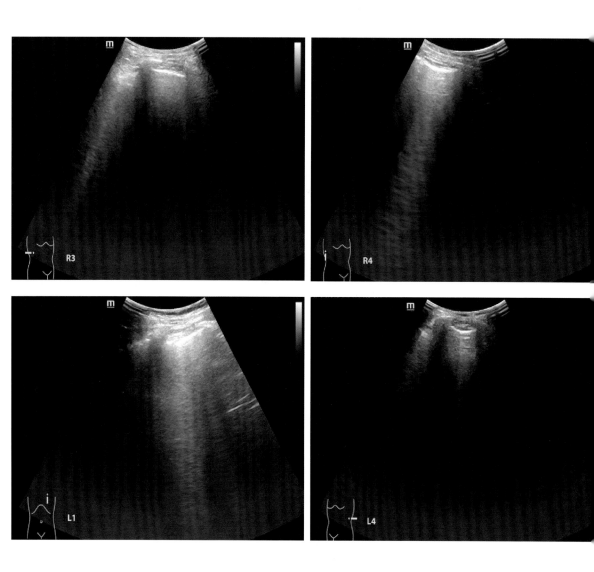

小结

此病例为新型冠状病毒肺炎病例，CT和超声检查均提示有胸膜增厚，双肺间质综合征（肺泡性肺水肿）改变。本例病例病变位于胸膜下明显，超声能顺利传播，进行肺部

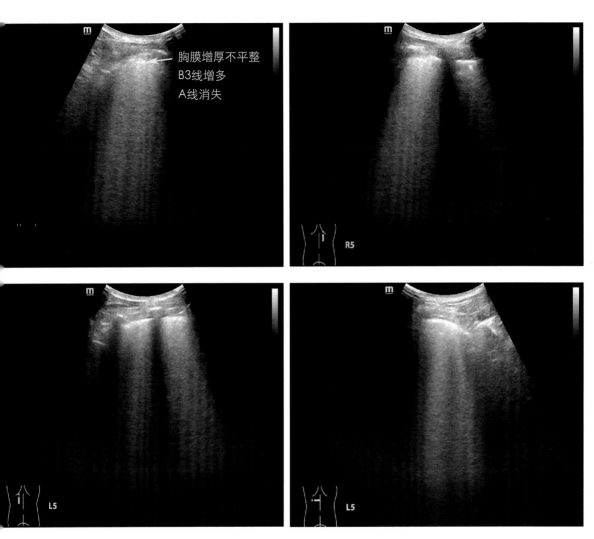

图4-47　病例20肺部超声声像图

超声的诊断与评价。本例超声特征性改变表现为胸膜线增厚、不连续，B线增多呈"火箭征""白肺"和双肺PLAPS点和后BLUE点可见融合B线，给诊断肺间质综合征（肺泡性肺水肿）提供了依据。

病例21

患者罗××，男，30岁，因"发热咳嗽咳痰伴气促5$^+$天"于2020年2月17日入院。

现病史： 5$^+$天前患者无明显诱因出现发热，体温最高38.7℃左右，同时伴有咳嗽咳痰、头昏头痛，痰量少、不易咳出、呈白色，伴有轻微胸闷、气促症状。无明确咯血、意识障碍以及双下肢水肿等。于当地诊所以"感冒"治疗2天后无好转，后至当地卫生院就诊，给予消炎退烧治疗1天，体温恢复正常，体温正常后头昏、头痛、咳嗽、咳痰症状缓解。次日发热间断再次出现，同时伴有咳嗽、咳痰、呼吸困难，在当地卫生院输液1天（具体不详）后症状反复，咳嗽、咳痰症状逐渐加重，呼吸困难、气促加重。2天前由当地卫生院转至宣汉县人民医院就诊住院，考虑"肺部感染"。查血常规：白细胞计数6.5×10^9/L，中性粒细胞百分比72.5%，淋巴细胞数1.36×10^9/L，C反应蛋白25.14mg/L。胸部CT示：双肺多发斑片状磨玻璃影，考虑"肺部感染，COVID-19?"。经COVID-19病毒核酸检测阳性，且呼吸困难明显，为进一步诊断，本院专家组会诊后考虑"新型冠状病毒肺炎（重型）"转入我科。患病以来患者神志清楚，精神欠佳，大小便正常，体重无明显增减。

流行病学史： 患者达州本地人，在达州市内开挖掘机，无明确武汉疫区以及疫区人员、COVID-19疑似和确诊患者接触史，与父母妻子接触频繁，但父母妻子均正常无特殊不适。

既往史： 否认肝炎、结核或其他传染病史。已接种乙肝疫苗、卡介苗、脊髓灰质炎疫苗、麻疹疫苗、百白破疫苗及乙脑疫苗，否认过敏史，否认外伤史，否认手术史，否认输血史。

个人史： 长期居住在宣汉，在达州工作，无明确的武汉返乡人员接触史，无吸烟史、无嗜酒史。

体格检查： 体温37.5℃，脉搏95次/分，呼吸33次/分，血压124/72mmHg，身高165cm，体重85kg。神志清楚，急性病容，心、肺触诊、听诊未完成。

辅助检查

（1）院外CT　双侧肺部斑片状磨玻璃影。本院2020年2月23日复查CT提示双肺改变，考虑病毒性肺炎。

（2）血常规　白细胞计数11.36×10^9/L，中性粒细胞数10×10^9/L，淋巴细胞数0.83×10^9/L，中性粒细胞百分比88%，淋巴细胞百分比7.3%，红细胞计数4.6×10^{12}/L，血红蛋白含量128g/L，血小板计数284×10^9/L；C反应蛋白5.25mg/L，降钙素原0.052ng/mL；红细胞沉降率33mm/h。

（3）血气分析　pH 7.42，氧分压54mmHg，二氧化碳分压32.8mmHg，氧合指数109.8（面罩10L/min吸氧）。

（4）肝肾功能　谷丙转氨酶363U/L、谷草转氨酶103U/L、碱性磷酸酶140U/L、γ-谷氨酰转肽酶554U/L、白蛋白39.40g/L，血肌酐85μmmol/L。

（5）血电解质　钾3.87mmol/L，钠137.5mmol/L，氯103.1mmol/L。

（6）新型冠状病毒核酸检验阳性。

临床诊断

① 新型冠状病毒肺炎（重型）。
② ARDS（中度）。
③ 肝功能异常。

CT表现

双肺多发散在斑片状、条片状及条索状磨玻璃样密度增高影，边缘模糊，其内可见"空气支气管"征及"铺路石"征，边界不清，邻近胸膜粘连（2020.02.15，图4-48）。

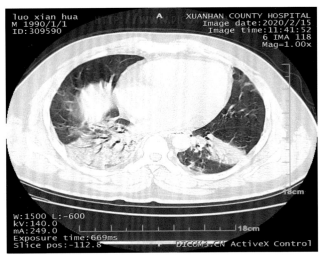
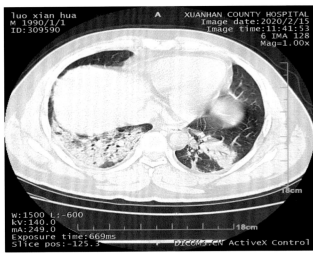
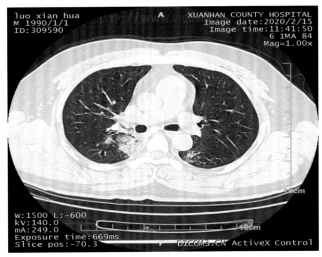

图4-48　病例21肺部CT影像图一

CT显示双肺多发散在斑片状、条片状及条索状磨玻璃样密度增高影，边缘模糊，其内可见"空气支气管"征及"铺路石"征，边界不清，邻近胸膜粘连

双肺多发散在斑片状、条片状及条索状磨玻璃样密度增高影，边缘模糊影，以双肺上叶、右中叶、双肺下叶背段为主，其内可见空气支气管征及"铺路石"网格影征，边界不清，邻近胸膜粘连，双肺下叶可见散在条索影，较前片有吸收、好转（2020.02.23，图4-49）。

超声表现

此例患者肺部受累较重，超声动态和静态图像显示双侧肺野病变区域胸膜线不规则增厚，部分连续性差，弥漫性B线增加，部分区域间距<7mm，呈"火箭征"，部分区域间距<3mm，可见融合B线改变，"白肺"改变。多处增厚的胸膜下可见不规则小片状实变区，其间可见动态支气管充气征改变，A线仅上BLUE点小部分区域可见。超声所见提示双肺间质综合征（肺泡性肺水肿）伴部分区域小灶性肺实变（图4-50）。

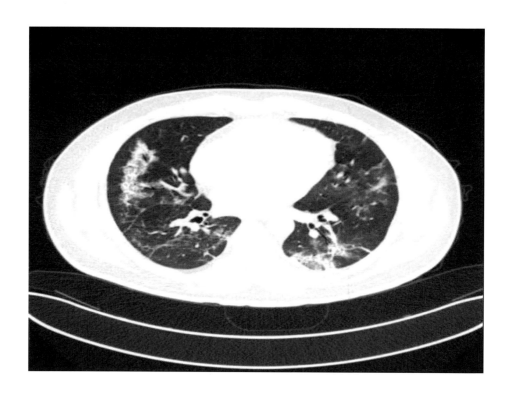

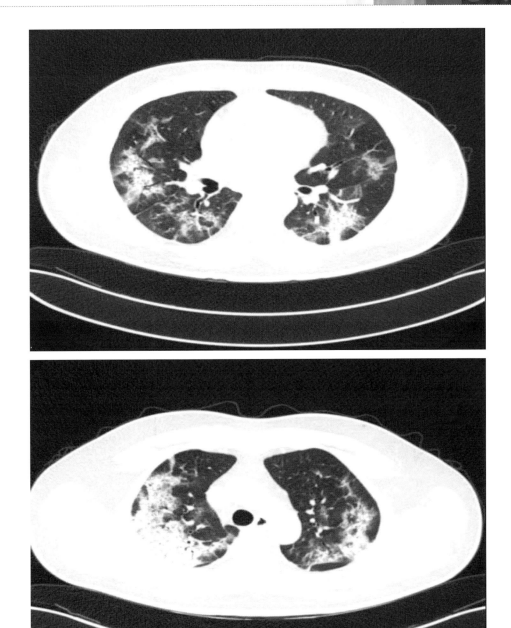

图4-49　病例21肺部CT影像图二

　　CT显示双肺多发散在斑片状、条片状及条索状磨玻璃样密度增高影，边缘模糊影，以双肺上叶、右中叶、双肺下叶背段为主，其内可见空气支气管征及"铺路石"网格影征，边界不清，邻近胸膜粘连，双肺下叶可见散在条索影，较前片有吸收、好转

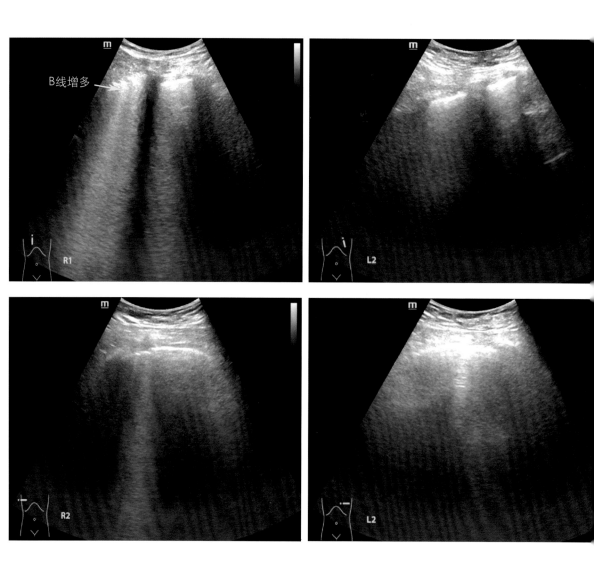

小结

此病例为新型冠状病毒肺炎重型病例，肺部受累较重，CT和超声检查均提示有胸膜增厚，双肺间质综合征（肺泡性肺水肿）部分区域小灶性肺实变改变。本例超声特征性

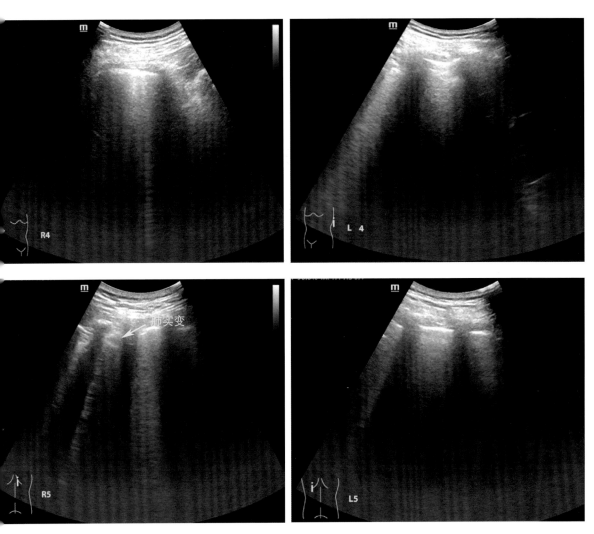

图4-50 病例21肺部超声声像图

改变表现为胸膜线增厚、部分不连续，弥漫B线增多，部分呈"火箭征""瀑布征"改变，部分可见致密融合B线。局部小灶性肺实变，可见动态支气管征。综合所见，提示肺间质综合征（肺泡性肺水肿）伴局部肺实变。

患者何××，男，68岁，咳嗽10^+天、发热1天入院。

现病史：入院前10^+天，患者因受凉后出现阵发性咳嗽，咳较多白色黏稠痰液，伴全身酸痛，无畏寒、发热，无咯血、胸痛，无乏力，无头昏，无腹痛、腹泻等不适，在当地一医生处诊治（具体不详）后，症状无明显缓解。入院前1天，患者开始出现发热，体温未测，无畏寒，无头痛等不适，自行服用感冒冲剂后症状无明显改善，遂今日至遂宁市中医院就诊。查胸部CT提示双肺弥漫性胸膜下见磨玻璃影，以双肺下叶为甚，部分实变，病灶内可见空气支气管征与血管穿行，其间散在小叶间隔增厚改变，考虑双肺感染性病灶，胸腔内未见积液。2020年2月15日送痰至遂宁市中心医院查新型冠状病毒核酸检测阳性，经我市新型冠状病毒感染肺炎救治专家组会诊后诊断为新型冠状病毒肺炎，建议收入本院隔离治疗，故以"新型冠状病毒肺炎"收治入院。

既往史：既往有"2型糖尿病"病史7年多，长期服用二甲双胍片2片、每天2次，格列齐特片2片、每天2次，未规律监测血糖。

个人史：无吸烟史、嗜酒史。常住遂宁蓬溪，于2020年1月19日接触从广州返回遂宁人员（该人员1月16日从广州返回遂宁），该人员为新型冠状病毒肺炎疑似患者，与此同时，患者接触自己的哥哥是新型冠状病毒肺炎确诊患者。

体格检查：体温37.8℃，脉搏96次/分，呼吸16次/分，血压118/74mmHg，身高160cm，体重54kg，余未见异常。

辅助检查

（1）胸部CT 双肺多发斑片状磨玻璃影，部分小叶间隔增厚，胸膜下为主，伴双肺下叶部分实变，考虑病毒性肺炎可能。

（2）血气分析 pH 7.47，二氧化碳分压33mmHg，氧分压66mmHg，碳酸氢根24mmol/L，剩余碱0.3mmol/L。

（3）血常规 白细胞计数$9.7×10^9$/L，中性粒细胞百分比81%，中性粒细胞数$7.83×10^9$/L，淋巴细胞数$0.93×10^9$/L，淋巴细胞百分比9.6%，血红蛋白含量128g/L；超敏C反应蛋白134.39mg/L。

（4）凝血功能 纤维蛋白原7.74g/L，D-二聚体0.56μg/mL；红细胞沉降率100mm/h。

（5）心肌三合一、B型钠尿肽 无明显异常。

（6）生化全套 白蛋白28.5g/L，血磷0.69mmol/L，血铁3.5mmol/L，果糖胺2.41mmol/L，血糖10.2mmol/L。

（7）肌酶谱　乳酸脱氢酶386U/L，肌酸激酶31U/L，羟丁酸脱氢酶278U/L；降钙素原0.09ng/mL。

（8）尿常规　蛋白定量（+−），血糖＞（++++），酮体（+−）。

（9）新型冠状病毒核酸检测　阳性。

临床诊断

① 新型冠状病毒肺炎。

② 2型糖尿病。

③ 低白蛋白血症。

CT表现

双肺多发斑片状、条片状及条索状密度增高影，部分呈磨玻璃状改变，伴小叶间隔增厚，以胸膜下为主；双肺下叶部分实变，考虑病毒性肺炎可能，请结合临床；双侧胸腔少量积液（图4-51）。

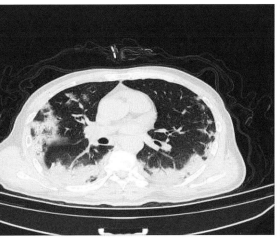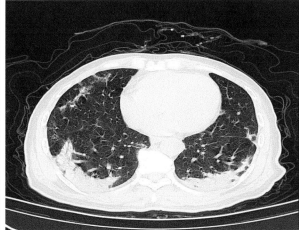

图4-51　病例22肺部CT影像图

超声表现

动态和静态超声声像图显示双侧胸膜增厚，双肺野弥漫分布融合B线，A线消失，双下肺部分区域可见小斑片状实变的肺组织，形态不规则，周边碎片征改变，可见动态支气管充气征。超声提示双肺肺间质综合征（肺泡性肺水肿），双下肺局部肺实变改变（图4-52）。

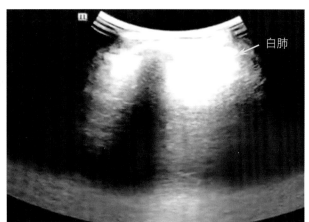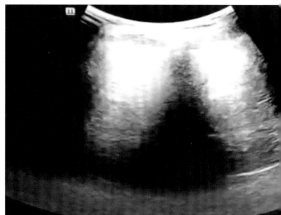

白肺

图4-52　病例22肺部超声声像图

小结

此病例为新冠肺炎重症病例，CT显示病灶主要分布在肺外带区域，这为床旁肺超声检查提供了机会。超声检查提示严重的肺间质综合征（肺泡性肺水肿）改变，双下肺局部肺实变改变，与CT报道部位和诊断基本吻合。

病例23

　　患者何××，男，71岁，咳嗽10⁺天入院。

　　现病史：入院前10⁺天前患者无明显诱因下出现咳嗽、咳痰，痰为黄色脓痰，伴咽痛，无畏寒发热，无心慌气促，无头痛头晕，无胸闷胸痛，无腹胀腹痛，无恶心呕吐等表现。患者于当地诊所予以中药（具体不详）治疗后，上诉症状无明显缓解，遂至遂宁市中医院住院诊治。胸部CT检查提示：① 双肺实质外周胸膜下见多发大片状、片状密度增高影，边界不清楚，部分肺间质纤维化明显，纵隔窗部分显示，目前考虑：双肺感染性病变，部分肺间质纤维化明显，所致原因？② 双肺上叶见结节状、斑点状密度增高影，边界较清楚，以左肺上叶明显，大者位于右肺上叶，周围可见小毛刺。目前考虑慢性感染性病变，特异性感染不除外；③ 纵隔内见增大淋巴结；④ 左心体积稍增大，冠状动脉管壁钙化；⑤ 双侧胸腔未见明显积液。2020年2月15日送痰至遂宁市疾控中心查新型冠状病毒核酸阳性，经市级新型冠状病毒感染肺炎救治专家组会诊后确诊为新型冠状病毒肺炎，建议收入本院隔离治疗，故以"新型冠状病毒肺炎"收治入院。

　　既往史：糖尿病病史10余年，长期服用二甲双胍、格列齐特控制血糖，血糖控制情况不详。否认高血压、冠心病等病史，否认肝炎、结核等传染病病史。

　　个人史：无吸烟史、嗜酒史。常住遂宁蓬溪，于2020年1月19日接触从广州返回遂宁人员（该人员1月16日从广州返回遂宁），该人员为新型冠状病毒肺炎疑似患者。其弟弟为新型冠状病毒肺炎确诊患者。

　　体格检查：体温38.2℃，脉搏90次/分，呼吸20次/分，血压155/80mmHg，身高162cm，体重65kg，余未见异常。

　　辅助检查

　　（1）胸部CT　双肺气肿征象，双肺局部少许纤维灶，双肺胸膜下多发条片状及大片状实变影、磨玻璃影，双肺下叶为主，边缘不规则，实变肺组织内见空气支气管征象，考虑炎性病变，病毒性肺炎可能；双侧胸膜增厚或胸腔少量积液。

　　（2）血气分析　pH 7.52，二氧化碳分压30mmHg，氧分压69mmHg，碳酸氢根25.7mmol/L，剩余碱3.2mmol/L。

　　（3）血常规　白细胞计数7.9×10⁹/L、血红蛋白含量117g/L、血小板计数198×10⁹/L、中性粒细胞百分比79.1%，淋巴细胞百分比13.0%；超敏C反应蛋白153.356mg/L，红细胞沉降率97mm/h。

　　（4）凝血功能　D-二聚体1.39μg/mL，纤维蛋白原9.87g/L。

（5）生化分析　丙氨酸氨基转移酶70.7U/L，天门冬氨酸氨基转移酶105.7U/L，胆碱酯酶4409U/L，白蛋白28.5g/L，球蛋白40.3g/L，血糖7.32mmol/L，果糖胺2.37mmol/L，血磷0.57mmol/L，血钠135.9mmol/L。

（6）心肌损伤检验　肌酸激酶38U/L，羟丁酸脱氢酶280U/L，乳酸脱氢酶431U/L。

（7）新型冠状病毒核酸检测　阳性。

临床诊断

① 新型冠状病毒肺炎（危重型）。

② 2型糖尿病。

③ 原发性高血压。

④ 肝功能不全。

⑤ 低蛋白血症。

CT表现

双肺间质性改变、肺气肿征象；双肺多发斑片状、条片状、条索状磨玻璃影，以双肺下叶为主，边缘不规则，实变肺组织内见空气支气管征，考虑炎性病变，病毒性肺炎可能；主动脉弓、冠脉移行区多发钙化灶；双侧胸膜增厚或胸腔少量积液（图4-53）。

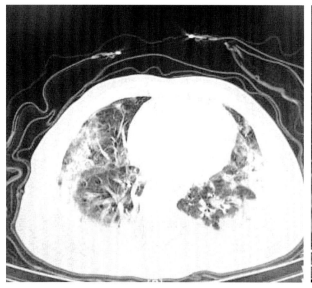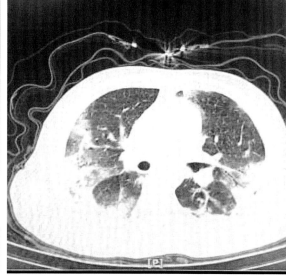

图4-53　病例23肺部CT影像图

超声表现

此病例为新型冠状病毒肺炎重症病例，动态和静态超声声像图显示胸膜线增厚毛糙，部分中断，大部分肺野A线消失，B线增多，呈致密B线或融合B线改变；双肺胸膜下可见多发片状实变区域，形态不规则，边界呈碎片征改变，可见动态支气管充气管征。超声提示肺间质综合征（肺泡性肺水肿），双肺多发肺实变（图4-54）。

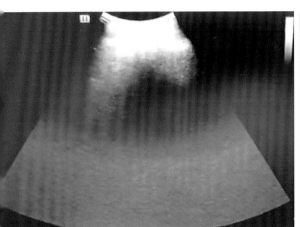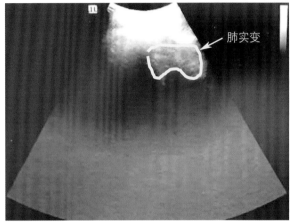

肺实变

图4-54　病例23肺部超声声像图

小结

此病例为新冠肺炎重症典型病例，CT显示病灶主要分布在双肺野外带区域，这为床旁肺超声检查提供了机会。CT诊断提示较严重的肺部炎性病变、双侧胸膜增厚和肺实变与超声诊断基本吻合。CT提示胸腔积液，本例中超声存在漏诊。

病例24

患者李××，男，52岁，因畏寒、发热伴全身酸痛8天入院。

现病史：入院前8天患者无明显诱因出现畏寒、发热，未监测体温，伴全身酸痛，无咽痛，无乏力，无明显咳嗽咳痰，无胸闷胸痛，无心悸，无呼吸困难，无恶心呕吐，无腹胀腹痛，无腹泻，无头昏头痛，无意识障碍。5天前于一私人诊所处予以药物治疗（具体不详），症状无改善。2天前于某县医院就诊，予以药物治疗（具体不详）。1天前患者准备送至集中隔离点，因测体温37.7℃，送至某县医院，予以输液治疗（具体不详），并完善相关检查（具体检测项目不详），因痰查新型冠状病毒核酸检测阳性，经市级新冠状病毒肺炎专家组会诊，考虑新型冠状病毒肺炎，现为进一步治疗，转至本院感染科隔离病房。

既往史：10多年前发现血压升高，最高收缩压170mmHg，平时予以"酒石酸美托洛尔片25mg bid，吲达帕胺片3.0mg qd"治疗，血压控制可。

个人史：有吸烟史，戒烟5年，无嗜酒史。2020年2月7日、8日、10日与哥哥、嫂子聚餐。入院1$^+$天前哥哥和嫂子确诊"新型冠状病毒肺炎"。有聚集性发病。

体格检查：体温37℃，脉搏101次/分，呼吸20次/分，血压137/92mmHg，身高170cm，体重80kg，心肺腹查体未完成。

辅助检查

（1）胸部CT　双肺多发斑片、条片影及磨玻璃影，伴小叶间隔增厚，考虑病毒性肺炎可能。

（2）血气分析　pH 7.53，二氧化碳分压37mmHg，氧分压71mmHg。

（3）血常规　白细胞计数$4.8×10^9$/L，红细胞计数$5.24×10^{12}$/L，血红蛋白含量162g/L，血细胞比容45.9%，血小板计数$260×10^9$/L，中性粒细胞百分比58.5%，淋巴细胞百分比27.9%，淋巴细胞数$1.33×10^9$/L。

（4）凝血功能　凝血酶原时间12.0s，凝血酶原活动度131%，国际标准化比值0.87，活化部分凝血活酶时间40.3s，纤维蛋白原6.98g/L，凝血酶时间18.3s。

（5）生化全套　丙氨酸氨基转移酶15.5U/L，天门冬氨酸氨基转移酶49.7U/L，谷氨酰转肽酶64.9U/L，碱性磷酸酶56.7U/L，胆碱酯酶7037U/L，白蛋白38.5g/L，球蛋白36.9g/L，总胆红素8.7mmol/L，直接胆红素2.0μmol/L，间接胆红素6.7μmol/L，胆固醇3.84mmol/L，甘油三酯0.93mmol/L，尿素氮6.2mmol/L，肌酐75μmol/L，尿酸334μmol/L，钠129.9mmol/L，钾3.12mmol/L，氯84.2mmol/L。

（6）肌酶谱　肌酸激酶692U/L，羟丁酸脱氢酶217U/L，乳酸脱氢酶292U/L；降钙素原0.06ng/mL，心肌三合一阴性；红细胞沉降率55mm/h。

（7）新型冠状病毒核酸检测阳性。

临床诊断

① 新型冠状病毒肺炎（危重型）。
② 高血压病。

CT表现

双肺多发斑片、条片状磨玻璃影，伴小叶间隔增厚，考虑：病毒性肺炎可能，请结合临床；双肺气肿征，伴散在纤维化灶；双肺少许小结节，大者约0.4cm（图4-55）。

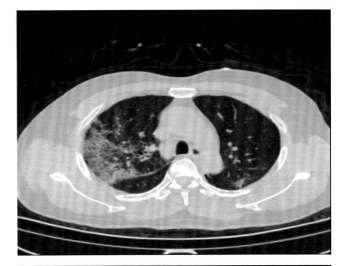

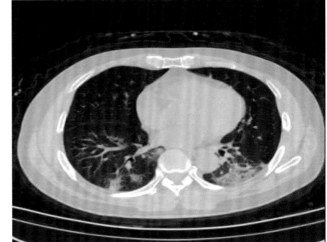

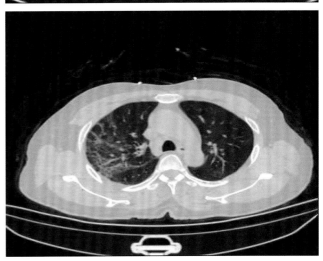

图4-55　病例24肺部CT影像图

超声表现

　　动态和静态超声声像图显示胸膜增厚，双肺野 B 线增多，部分呈融合 B 线，A 线消失；双肺野部分区域可见小斑片状实变的肺组织，形态不规则，周边碎片征改变，可见动态支气管充气征。超声提示双肺间质综合征（肺泡性肺水肿），局部肺实变改变（图4-56）。

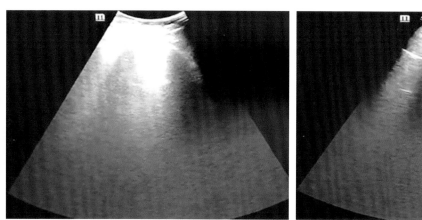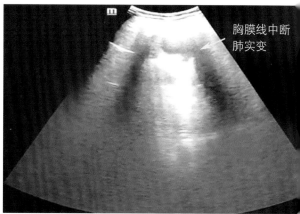

胸膜线中断
肺实变

图4-56　病例24肺部超声声像图

小结

　　此病例为新冠肺炎偏重症病例，CT和超声均提示肺间质综合征（肺泡性肺水肿）改变，两者诊断基本吻合。超声在肺实变方面提供了更具体的信息。此病例CT除肺间质综合征诊断外，肺纤维化灶和双肺少许小结能够鉴别，超声未能诊断。

病例25

患者，男，60岁，咳嗽、乏力1周，发热2天入院。

现病史： 1周前（2月8日）患者受凉后出现咳嗽，为阵发性干咳，无明显咳痰，自觉乏力，肌肉酸痛不适，偶有鼻塞流涕，无咽痛，无发热，无畏寒寒战，无气促，无胸闷胸痛，无夜间阵发性呼吸困难，自行口服感冒药物（复方氨酚磺那敏颗粒等），患者自觉乏力、肌肉酸痛好转，但咳嗽反复，较前无加重，未予特殊重视。2天前患者自觉发热，测体温38.7℃，无畏寒发热，无尿频尿急尿痛，无腹痛腹泻，遂至某县人民医院发热门诊就诊，完善胸部CT提示"双肺感染，不排除病毒性肺炎可能"，予以莫西沙星、哌拉西林钠他唑巴坦抗感染，奥司他韦抗病毒等对症治疗，送本院。检查新型冠状病毒核酸检测N基因阳性，为进一步治疗收入我科。

既往史： 2013年在广东省人民医院诊断风湿性心脏病，行二尖瓣、主动脉瓣置换术，术后长期口服华法林（1日1颗，隔日4/5片）及酒石酸美托洛尔（25mg qd），定期复查凝血功能，具体不详；否认肝炎、结核病史，否认食物、药物过敏史；否认与武汉返乡人员密切接触史。

个人史： 无吸烟史、嗜酒史。2020年1月15日于重庆市开车返回大英（同行者有其妻子及小孙子）。1月19日患者儿子开车返回大英（同行者有儿媳和大孙子）。1月24日、1月25日、1月30日均外出和家人聚会（无湖北等地返乡人员），此后未外出。

体格检查： 体温38.0℃，脉搏117次/分，呼吸21次/分，血压117/76 mmHg，身高165cm，体重67.5kg，心肺查体未能完成。

辅助检查：

（1）胸部CT 双肺多发斑片状、条片状磨玻璃影，伴小叶间隔增厚，病灶以胸膜下分布为主；右肺下叶支气管内径稍增粗，考虑病毒性肺炎可能。

（2）血气分析 pH 7.44，二氧化碳分压35mmHg，氧分压79mmHg。

（3）血常规 白细胞计数$3.3×10^9$/L，血红蛋白含量142g/L，血小板计数$124×10^9$/L，中性粒细胞百分比69.6%，淋巴细胞数$0.73×10^9$/L。

（4）凝血功能 凝血酶原时间29s，凝血酶原活动度27%，国际标准化比值2.72，活化部分凝血活酶时间69.5s，纤维蛋白原4.74g/L，凝血酶时间15.8s。

（5）生化全套 丙氨酸氨基转移酶7.2U/L，天门冬氨酸氨基转移酶39.2U/L，谷氨酰转肽酶61.8U/L，碱性磷酸酶38.9U/L，白蛋白35.6g/L，总胆红素19.7mmol/L；胆固醇3.2mmol/L，甘油三酯0.73mmol/L；尿素氮4.2mmol/L，肌酐77μmol/L，尿酸123μmol/L；

钠135.9mmol/L，钾4.19mmol/L，氯101.3mmol/L

（6）肌酶谱　肌酸激酶225U/L，羟丁酸脱氢酶690U/L，乳酸脱氢酶781U/L，B型钠尿肽161.6pg/mL。

（7）新型冠状病毒核酸检测　阳性。

临床诊断

① 新型冠状病毒肺炎（危重型）。
② 风心病，二尖瓣、主动脉瓣换瓣术后，心房纤颤，心功能Ⅱ级。
③ 电解质紊乱。
④ Ⅰ型呼吸衰竭。

CT表现

双肺多发斑片状、条片状磨玻璃影，间质性改变，伴小叶间隔增厚，病灶以肺外带胸膜下分布为主；右肺下叶支气管内径稍增粗，考虑病毒性肺炎可能，请结合临床；右肺上叶含气囊腔，约2.3cm；心影增大，肺动脉主干增粗，约3.5cm；心脏术后，主动脉瓣、二尖瓣、三尖瓣区、心包区高密度影；胸骨术后改变（图4-57）。

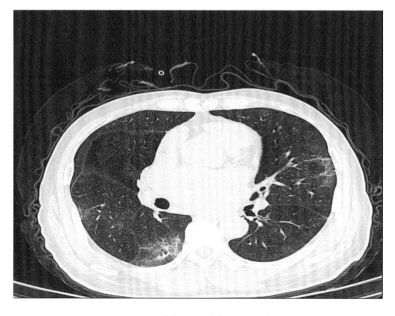

图4-57　病例25肺部CT影像图

超声表现

动态和静态超声声像图显示胸膜增厚，双肺野B线增多，不均齐分布，宽度约<7mm，双侧肺野A线可见，未见明显实变影像。超声提示双肺间质综合征（肺泡性肺水肿）（图4-58）。

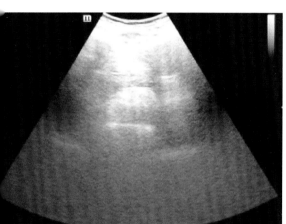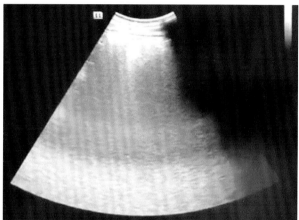

图4-58　病例25肺部超声声像图

小结

此病例为新型冠状病毒肺炎危重型病例，CT和超声均提示肺间质综合征（肺泡性肺水肿）改变，疾病诊断在两者基本吻合。此病例CT除肺间质综合征诊断外，诊断右肺上叶含气囊腔和肺动脉主干增粗，超声未能显示和诊断。

病例26

患者，男，77岁，反复发热2周，于1月29日入院。

现病史： 2周前患者无明显诱因出现发热，稍有畏寒，自诉体温波动于37～38.5℃，以下午及夜间为著，清晨体温正常，无咳嗽、咳痰，无盗汗、乏力、肌肉酸痛。1月25日来本院门诊检查血常规正常，近2日于外院输液治疗（具体不详），但仍发热。1月27日，再次来本院就诊，行胸部CT提示双肺炎症，考虑病毒性肺炎不能除外，建议住院治疗，但患者未办理入院。今日患者再次来本院发热门诊，以"肺炎"收治入院。发病以来，精神稍差，睡眠、饮食尚可，大小便如常。

既往史： 高血压病史30余年，口服厄贝沙坦、苯磺酸氨氯地平降压治疗，血压控制可。十余年前行胆囊切除术、下肢静脉曲张手术，3年前于本院行前列腺癌手术，术后口服药物具体不详。否认心脏病史、糖尿病史、脑血管病史、精神病史，否认食物、药物过敏史，预防接种不详。

个人史： 近2周无武汉疫区居留史，未接触武汉返乡人员。无毒物接触史，无吸烟史、嗜酒史。婚姻家庭关系和睦。

体格检查： 体温37.8℃，脉搏112次/分，呼吸23次/分，收缩压202mmHg，身高165cm，体重61.5kg。余未见异常。

辅助检查

（1）胸部CT　提示双肺炎症，考虑病毒性肺炎不能除外。

（2）血常规　正常。

（3）生化分析　门冬氨酸氨基移换酶35U/L，血糖6.73mmol/L，血肌酐96.3μmol/L，血尿酸191.5μmol/L，钾3.23mmol/L，钠132.7mmol/L，氯96.3mmol/L；超敏C反应蛋白84.41mg/L。

（4）尿定量分析　蛋白质（++），潜血（+），红细胞计数140/μL。

（5）血气分析（GEM4000）　乳酸1.20mmol/L，pH 7.38，二氧化碳分压43mmHg，氧分压61mmHg，氧饱和度94.2%。

（6）新型冠状病毒核酸检测　阳性。

临床诊断

① 新型冠状病毒肺炎重型。

② 低钾低钠血症。

③ 丙型病毒性肝炎。

④ 高血压3级，很高危组。

⑤ 前列腺癌术后。

CT表现

CT显示双肺多叶多段可见多发斑片状、团片状磨玻璃影，以右肺下叶和左肺上叶胸膜下为重，符合双肺病毒性肺炎表现（图4-59）。

超声表现

超声动态和静态图像显示双侧肺野病变区域胸膜线不规则增厚，部分连续性差，不均齐B线增加，以右下BLUE点、PLAPS点为甚，部分区域间距<3mm，见致密融合B线改变。双侧PLAPS点增厚的胸膜下可见散在不规则小片状实变区，可见动态支气管征。超声所见提示双肺间质综合征（肺泡性肺水肿），PLAPS点散在胸膜下实变（图4-60）。

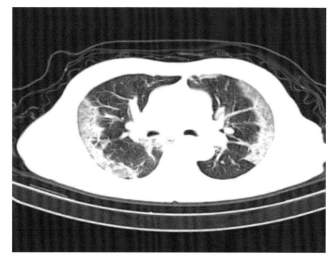
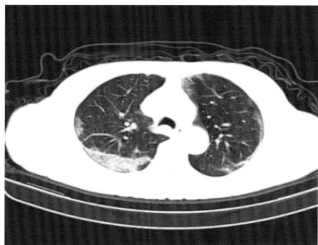
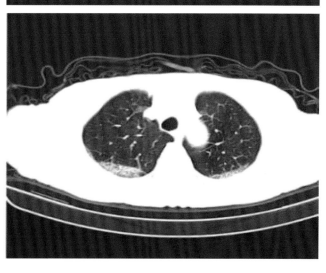

图4-59　病例26肺部CT影像图

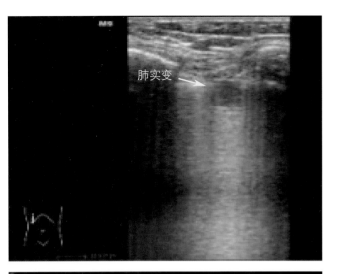

肺实变

小结

此病例为新型冠状病毒肺炎重症患者，CT和超声检查均提示有胸膜增厚，双肺间质综合征（肺泡性肺水肿）和后侧壁肺叶段实变。本例超声特征性改变表现为病变区域胸膜线增厚，部分不连续，B线增加，PLAPS点和后BLUE点B线间距<3mm，呈融合B线改变，右下和PLAPS点肺部散在胸膜下实变。

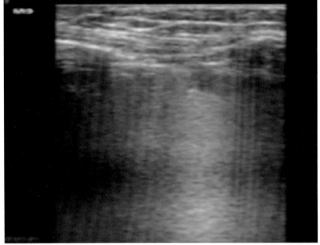

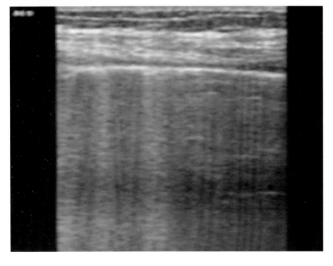

图4-60　病例26肺部超声声像图

病例27

患者曾××，女，50岁，因咳嗽8天于1月28日入院。

现病史： 入院前8天前患者无明显诱因出现咳嗽，以干咳为主，稍感气促，无咳痰、发热、畏寒、寒战、全身酸痛，无咽痛、流涕、头晕头痛、腹胀腹泻等症状。5天前到本地一中医院就诊，胸部CT检查提示"双肺肺炎"后使用头孢匹胺治疗4天。1天前患者出现发热，最高温度38.5℃，气促加重，复查CT提示病灶较前扩大，加用奥司他韦抗病毒治疗转入本院。

既往史： 否认心脏病史、糖尿病史、脑血管病史、精神病史，否认食物、药物过敏史，否认手术史和输血历史，预防接种史不详。

个人史： 长期在河南焦作打工，12月23日返回四川，1月19日在××酒店参加侄儿婚宴，其儿子和侄儿婚宴后先后出现发热。余无特殊。无毒物接触史，无吸烟史、嗜酒史。婚姻家庭关系和睦。

体格检查： 体温38.4℃，脉搏77次/分，呼吸20次/分，收缩压128mmHg，舒张压68mmHg，身高152cm，体重126kg。患者发育正常，营养良好，急性面容，神志清楚，精神尚可，咽部无充血，扁桃体无肿大，胸廓无畸形，双肺呼吸音清晰，可闻及散在湿性啰音和干性啰音，余无异常。

辅助检查

（1）胸部CT　提示双肺炎症，考虑病毒性肺炎不能除外。

（2）白细胞计数$9.43×10^9$/L，淋巴细胞数$0.95×10^9$/L，中性粒细胞数$8.08×10^9$/L，C反应蛋白50.23mg/L。

（3）血气分析　pH 7.53，碳酸氢根26.70mmol/L，标准剩余碱4.0mmol/L，剩余碱4.2mmol/L，阴离子间隙7.00，二氧化碳分压32mmHg，氧分压85mmHg，氧饱和度98%。

（4）血电解质　钾2.70mmol/L，钠136mmol/L，氯105mmol/L，离子钙1.04mmol/L，无机磷0.7mmol/L，镁0.74mmol/L。

（5）生化分析　血糖6.2mmol/L，白蛋白29g/L，白球蛋白比值0.86，谷氨酰转肽酶15 U/L，亮氨酰转肽酶15 U/L，血肌酐66.0μmol/L，血尿酸146μmol/L，碱性磷酸酶44 U/L，乳酸1.3mmol/L。

（6）新型冠状病毒核酸检测　阳性。

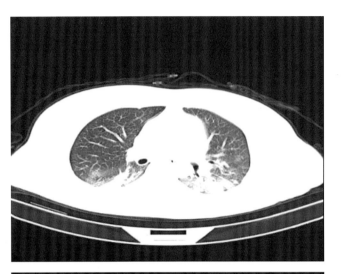

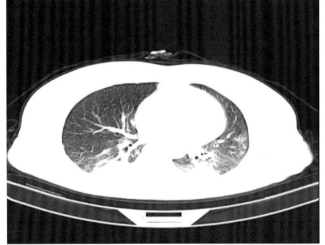

临床诊断

① 新型冠状病毒肺炎（重型）。
② 低钾血症。

CT表现

CT显示双肺可见多发斑片状、条片状密度增高影及磨玻璃影，边缘模糊，符合双肺病毒性肺炎表现（图4-61）。

超声表现

动态超声和静态图像显示双侧中下肺野胸膜线不规则增厚，胸膜线部分连续性中断，双肺后BLUE点胸膜线下可见散在实变区，右侧大的范围8.0cm×4.5cm的实变区，可见静态支气管征，周缘可见碎片征象。左侧大的范围2.0cm×1.5cm实变区，可见动态支气管征。双下肺余处可见较多B3线，右侧胸腔肋膈角可见少量液性暗区，双肺上BLUE点可见较正常A线存在。右侧胸腔可见少量积液。超声多见提示提示双中下肺间质综合征（肺泡性肺水肿），右肺后BLUE点多处肺不张或肺栓塞，左肺后BLUE点散在肺实变（图4-62）。

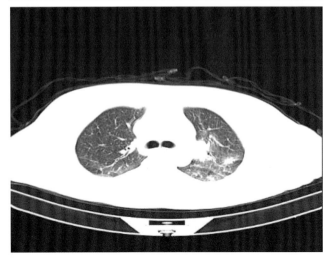

图4-61　病例27肺部CT影像图

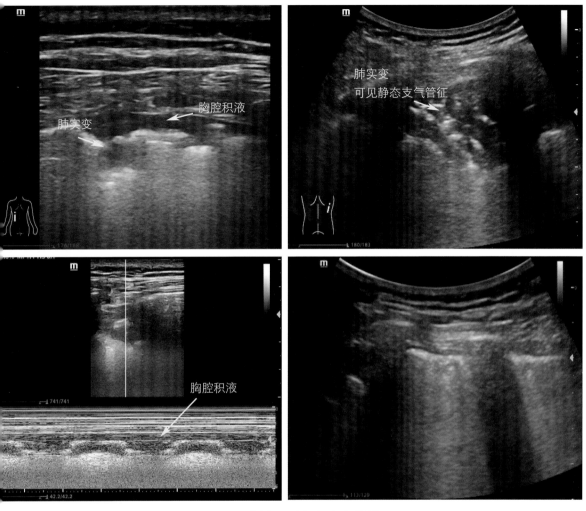

图4-62 病例27肺部超声声像图

小结

　　此病例为新型冠状病毒肺炎重型患者，CT和超声检查均提示有胸膜增厚，双中下肺间质综合征（肺泡性肺水肿），结论基本吻合。本例超声声像图特征是双侧中下肺较多B3线，间距<3mm，呈融合B线改变，提示较重的间质性肺水肿，双侧后BLUE点有实变区，右侧可见静态支气管征，左侧可见动态支气管管，提示右侧为肺不张或肺栓塞，左肺为肺实变。右侧胸腔少量积液，显示四边形征和正弦波征，双上BLUE点A线可见，肺上叶病变较轻。肺超声有效、简便、快捷、易行，可作为新型冠状病毒肺炎诊断和指导治疗的影像学补充手段。

病例28

患者陈××，女，49岁，流涕、身痛、乏力、纳差2周，咳嗽、发热和气促3天，加重1天于2月11日入院。

现病史：2周前（1月29日）患者无明显诱因出现流涕，周身疼痛，乏力、纳差、厌油，无咳嗽、发热、气促、腹痛和腹泻等不适，未重视。在当地药房购买感冒药口服后上述症状无好转，反而加重，遂请街道医生到家输液，症状仍无好转，反而逐渐加重，遂去当前区医院行胸部CT检查提示肺部感染，行1次痰查冠状病毒核酸检查阳性。

既往史：患者1年前发现为乙肝病毒携带者，肝功能正常，未治疗。否认结核、疟疾病史，否认高血压、心脏病史，否认糖尿病史、脑血管病史、精神病史，否认食物、药物过敏史，预防接种不详。

个人史：居住在成都，与女儿一家生活，1月20日返回老家，22日参加亲戚团年，其中2名亲戚来自宁波，1名亲戚来自广元，其余人居住本地，目前其他人员无症状。无吸烟史、嗜酒史，家庭和睦。

体格检查：体温36.6℃，脉搏102次/分，呼吸25次/分，收缩压114mmHg，舒张压84mmHg。发育正常，急性病容，神志清楚，自动体位，咽部无充血，胸廓无畸形，双肺呼吸音清晰，未闻及干湿啰音和胸膜摩擦音，余无异常。

辅助检查

（1）胸部CT　提示双肺炎症，病毒性肺炎不能除外。血常规正常。

（2）白细胞计数9.66×10^9/L，淋巴细胞数0.62×10^9/L，中性粒细胞数8.58×10^9/L，血小板计数178×10^9/L，血红蛋白含量127g/L；全血超敏C反应蛋白31.08mg/L；红细胞沉降率34mm/h。

（3）血气分析　pH 7.49，碳酸氢根12.60mmol/L，标准剩余碱–2.0mmol/L，剩余碱–1.0mmol/L，阴离子间隙13.00，二氧化碳分压28mmHg，氧分压55mmHg，氧饱和度94%。

（4）电解质　钾2.30mmol/L，钠137mmol/L，氯105mmol/L，离子钙1.15mmol/L，无机磷0.34mmol/L，镁1.03mmol/L。

（5）生化分析　血糖12.6mmol/L；前白蛋白63g/L，白球蛋白比值0.94；丙氨酸氨基转肽酶92U/L，谷氨酰转肽酶99U/L；血肌酐48.5μmol/L，血尿酸131μmol/L；碱性磷酸酶66U/L；乳酸3.5mmol/L，乳酸脱氢酶362U/L。

（6）血脂分析　总胆固醇4.37mmol/L，低密度脂蛋白胆固醇2.17mmol/L，高密度脂蛋白胆固醇0.58mmol/L，载脂蛋白A10.88g/L，载脂蛋白B100 0.88g/L。

（7）新型冠状病毒核酸检测阳性。

临床诊断

① 新型冠状病毒肺炎（重型）。
② 慢性乙型病毒性肝炎（轻度）。
③ 电解质紊乱。

CT表现

2020-02-13 CT示：双肺多叶段分布斑片状、条片状密度增高影，伴小叶间隔增厚及部分实变影，符合双肺病毒性肺炎表现（图4-63）。

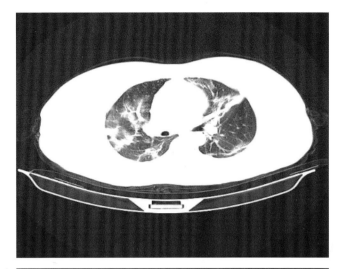

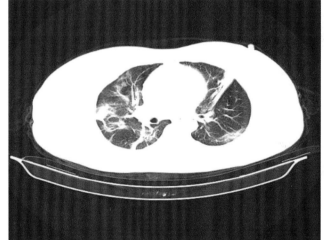

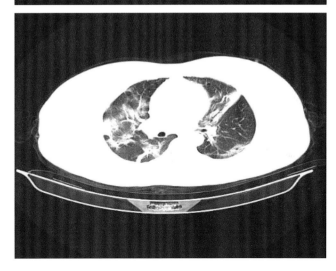

图4-63　病例28肺部CT影像图一

CT显示双肺多叶段分布斑片状、条片状密度增高影，伴小叶间隔增厚及部分实变影

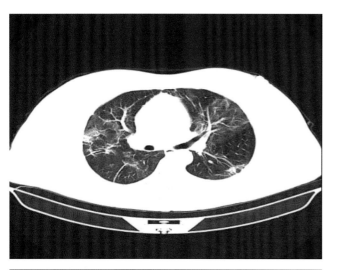

2020-02-23 CT示：双肺内病灶较前有明显吸收、好转，目前病灶内以纤维条索影和少许磨玻璃影为主伴小叶间隔增厚（图4-64）。

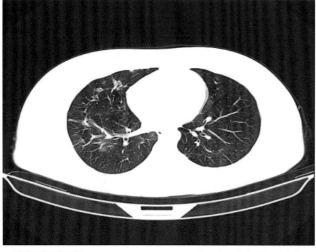

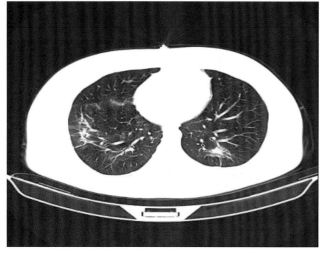

图4-64 病例28肺部CT影像图二

复查CT显示双肺内病灶较前有明显吸收、好转，目前病灶内以纤维条索影和少许磨玻璃影为主伴小叶间隔增厚

超声表现

2020-02-18动态和静态超声图像显示双侧胸膜线较弥漫的轻微增厚，部分连续性中断，增厚的胸膜下可见散在小斑片状实变区，病变区域可见较密集B3线，呈致密融合B线改变，可见动态支气管征。超声所见提示双肺间质综合征（肺泡性肺水肿）伴多处肺实变（图4-65）。

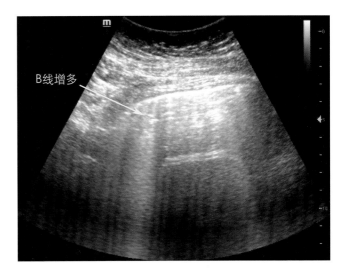

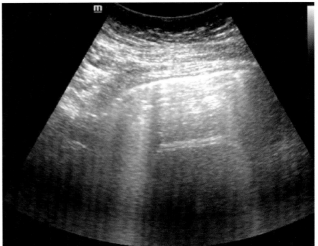

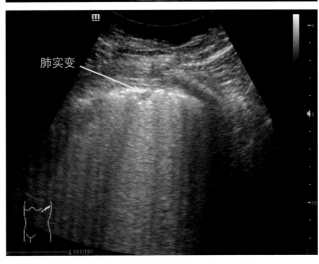

图4-65 病例28肺部超声声像图一

超声声像图显示双侧胸膜线较弥漫的轻微增厚，增厚的胸膜下可见散在小斑片状实变区，病变区域可见较密集B3线，呈致密融合B线改变，可见动态支气管征

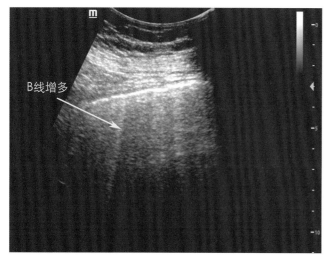

B线增多

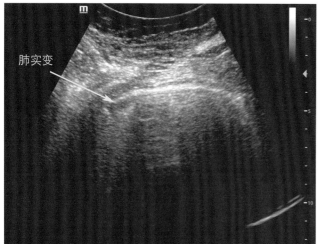

肺实变

2020-02-21动态图像显示其双侧胸膜线轻微增厚，部分连续性中断，增厚的胸膜下可见散在小片状实变区，B线增多。较2020-02-18对比，B线减少，提示病情有所好转（图4-66）。

小结

此病例为新型冠状病毒肺炎重症病例，CT和超声检查均提示有胸膜增厚，双肺间质综合征（肺泡性肺水肿）和肺实变，两者诊断结果基本吻合。本例患者在CT检查空窗期采用超声作为主要手段来进行观察，对疾病的病情进展进行分析判断，指导临床治疗。肺超声简便、快捷、易行，可作为新型冠状病毒肺炎诊断和指导治疗的影像学补充手段。

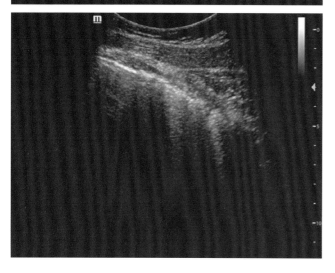

图4-66 病例28肺部超声声像图二

超声声像图显示双侧胸膜线轻微增厚，部分连续性中断，增厚的胸膜下可见散在小片状实变区，B线增多，较2020-02-18对比，B线减少，提示病情有所好转

病例29

患者肖××，男，38岁，咳嗽、咳痰10$^+$天，发热5$^+$天，加重1天于1月21日入院。

现病史： 10$^+$天前患者无明显诱因出现咳嗽、咳痰，痰为白色黏液样，伴全身乏力、纳差、头昏、头痛、稍感气促等不适，不伴畏寒、发热，无胸痛、心悸、腹胀、腹泻，无尿频、尿急和尿痛等不适，自行服用感冒药后，症状未见缓解，后在当地医院予以输液治疗，症状仍未好转，乏力、气促加重。5$^+$天前，患者除咳嗽、咳痰、气促外，出现畏寒、发热，体温最高达到40℃，后到南充一市级医院治疗，给予头孢米诺、哌拉西林他唑巴坦联合盐酸左氧氟沙星抗感染治疗，患者仍然反复发热，收入住院治疗。患病以来，精神、食欲及睡眠欠佳，大小便正常，体重降低1kg。

既往史： 否认肝炎、结核病史，否认高血压、糖尿病、脑血管病史、精神病史，否认手术及重大外伤史，否认输血史，否认食物、药物过敏史，预防接种不详。

个人史： 长期居住仪陇县，否认疫区居住史，无吸烟史，偶有饮酒史，婚姻家庭和睦。

体格检查： 体温38.2℃，脉搏98次/分，呼吸20次/分，收缩压109mmHg，舒张压71mmHg，身高163cm，体重71kg。发育正常，急性病容，神志清楚，精神较差，自动体位。咽部充血，扁桃体Ⅱ°肿大，无脓性分泌物。胸廓无畸形，双肺呼吸音清晰，未闻及干湿啰音和胸膜摩擦音，余无异常。

辅助检查

（1）胸部CT　提示双肺炎症，病毒性肺炎不能除外。

（2）白细胞计数12.60×10^9/L，淋巴细胞数0.55×10^9/L，中性粒细胞数4.58×10^9/L，血小板计数142×10^9/L，血红蛋白含量139g/L；全血超敏C反应蛋白61.54mg/L；红细胞沉降率29mm/h。

（3）电解质　钾3.59mmol/L，钠140mmol/L，氯104.9mmol/L，离子钙1.15mmol/L，无机磷0.83mmol/L，镁0.90mmol/L。

（4）生化分析　血糖6.05mmol/L；白蛋白32g/L，白球蛋白比值0.85；丙氨酸氨基转换酶41U/L，门冬氨酸氨基转换酶6.05U/L，谷氨酰转肽酶42U/L；血肌酐79μmol/L；乳酸1.0mmol/L。

（5）血脂分析　总胆固醇2.53mmol/L，低密度脂蛋白胆固醇1.36mmol/L，高密度脂蛋白胆固醇0.52mmol/L，载脂蛋白A1 0.69g/L，载脂蛋白B100 0.46g/L。

（6）新型冠状病毒核酸检测　阳性。

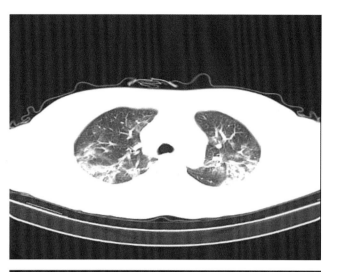

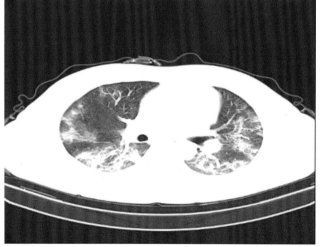

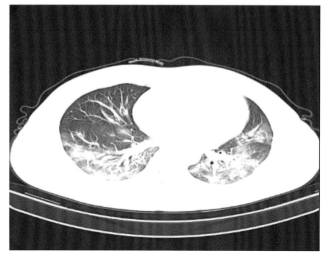

临床诊断

① 新型冠状病毒肺炎合并细菌感染。

② 低钾血症。

CT表现

2020-01-21 CT示：双肺可见多发斑片状、条片状磨玻璃影，以胸膜下为主，双肺下叶多见，符合双肺病毒性肺炎表现（图4-67）。

图4-67 病例29肺部CT影像图一

CT显示双肺可见多发斑片状、条片状磨玻璃影，以胸膜下为主，双肺下叶多见

2020-02-11 CT示：双肺内见少许散在斑片状磨玻璃影，边缘模糊，与本院1月21日CT片比较，肺内病变较前有明显吸收、好转（图4-68）。

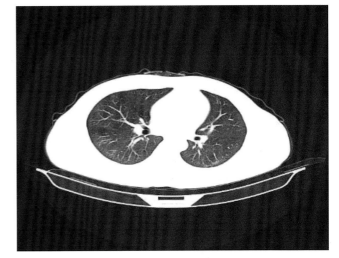

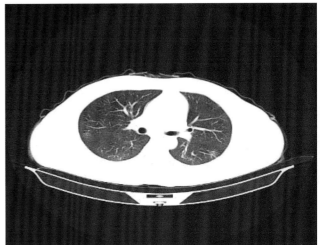

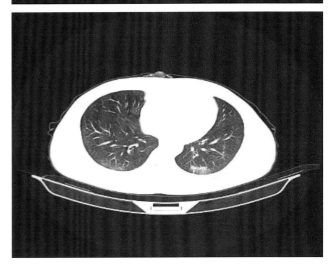

图4-68 病例29肺部CT影像图二

CT显示双肺内见少许散在斑片状磨玻璃影，边缘模糊，与本院1-21日CT片比较，肺内病变较前有明显吸收、好转

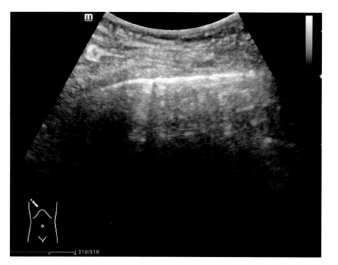

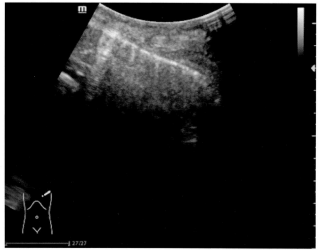

超声表现

2020-02-18显示患者经过治疗后双侧胸膜线轻微增厚，部分连续性中断，双肺下BLUE点病变区域B3线可见，超声所见提示双肺间质综合征（肺泡性肺水肿）未完全康复（图4-69）。

小结

此病例为新冠肺炎治疗后的患者，患者经过治疗症状有所好转，2020年2月18日超声显示双侧胸膜线轻微增厚，双肺下BLUE点B3线仍可见，超声所见提示双肺间质综合征（肺泡性肺水肿）未治愈，需临床进一步治疗。

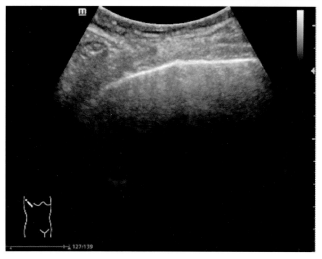

图4-69　病例29肺部超声声像图

病例30

患者袁××，男，60岁，咳嗽、发热10天，呼吸困难2天，于2月7日入院。

现病史：患者10天前无明显诱因出现咽痒咳嗽，以干咳为主，自觉无发热、气促，于1月30日西充县人民医院就诊测体温37.8℃，胸部CT提示双肺少许磨玻璃影，考虑新型冠状病毒肺炎，住院治疗，予以左氧氟沙星0.4g qd、阿莫西林克拉维甲酸1.2g q8h、激素、干扰素雾化、高流量吸氧等对症治疗，住院期间仍间断发热，最高体温达到38.5℃，咳嗽未见明显好转，伴有少量黏液痰，2天前患者出现活动后气促、自觉呼吸困难并进行性加重，在南充某县医院复查胸部CT提示双下肺炎性病灶明显增多，血气分析氧分压72mmHg，血氧饱和度90%，降钙素原大于44ng/mL，患者病情加重，转入本院。自发病以来，患者精神差、食欲差，呼吸困难明显，无呕吐、腹泻，大小便正常，体重无明显变化。

既往史：患者10多年前发现血压升高，最高达160/100mmHg，长期服药控制血压。否认结核、疟疾病史，否认心脏病史，否认糖尿病史、脑血管病史、精神病史，否认食物、药物过敏史，预防接种不详。

个人史：患者为货运司机，长期居住武汉，1月19日由武汉回重庆，在重庆亲戚家留宿1晚，1月20日由重庆乘坐客车到县城。无吸烟史，嗜酒20多年，平均半斤/天，婚姻家庭和睦。

体格检查：体温36.6℃，脉搏76次/分，呼吸23次/分，收缩压131mmHg，舒张压60mmHg，身高175cm，体重80kg。发育正常，急性病容，神志清楚，精神较差，自动体位。咽部无充血，胸廓无畸形，双肺呼吸音清晰，闻及散在干湿啰音，未闻及胸膜摩擦音，余无异常。

辅助检查

（1）胸部CT　提示双肺炎症，考虑病毒性肺炎不能除外。

（2）白细胞计数7.43×10⁹/L，淋巴细胞数0.28×10⁹/L，中性粒细胞数7.00×10⁹/L，中性粒细胞百分比94.20%，血小板计数168×10⁹/L，血红蛋白含量142g/L，全血超敏C反应蛋白45.05mg/L，红细胞沉降率55mm/h。

（3）血气分析　pH 7.42，碳酸氢根22.10 mmol/L，标准剩余碱–2.4 mmol/L，剩余碱–1.7mmol/L，阴离子间隙14.00，二氧化碳分压34mmHg，氧分压73mmHg，氧饱和度97.5%。

（4）电解质　钾3.70mmol/L，钠138mmol/L，氯106mmol/L，离子钙1.10mmol/L，无

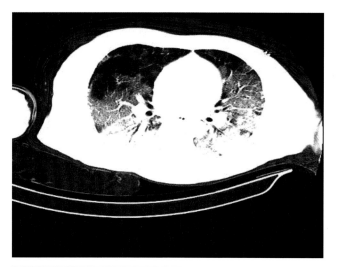

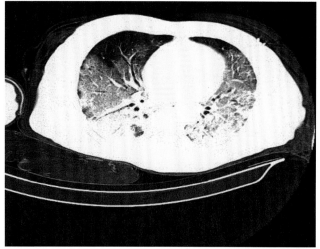

机磷1.12mmol/L，镁1.05mmol/L。

（5）生化 血糖12.6mmol/L；白蛋白31.6g/L；丙氨酸氨基转肽酶15U/L，门冬氨酰胺基转换酶14U/L，谷氨酰转肽酶40U/L；尿素5.99mmol/L，血肌酐69μmol/L，血尿酸182.8μmol/L；碱性磷酸酶45U/L；乳酸1.8mmol/L，乳酸脱氢酶194U/L。

（6）血脂分析 总胆固醇4.50mmol/L，甘油三酯1.44mmol/L，低密度脂蛋白胆固醇2.53mmol/L，高密度脂蛋白胆固醇1.14mmol/L，载脂蛋白A1 0.99g/L，载脂蛋白B100 0.78g/L。

（7）新型冠状病毒核酸检测阳性。

临床诊断

新型冠状病毒肺炎（危重型）合并细菌感染。

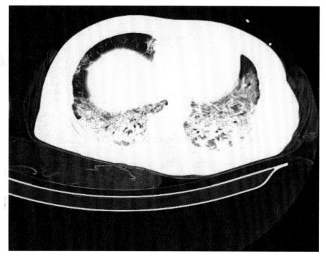

图4-70 病例30肺部CT影像图一

CT显示双肺纹理增多、紊乱；双肺呈"白肺"表现，其内可见多发大片状、团片状密度增高影，边界不清；伴磨玻璃影、"铺路石"征及小叶间隔增厚征象；双肺下叶可见实变影，其内见"空气支气管"征。气管、支气管开口通畅；纵隔见多发淋巴结显示。左右冠状动脉管壁见斑点状钙化灶。双侧胸膜增厚；双侧胸腔少量积液

② ARDS。

③ MODS。

④ 消化道出血。

⑤ 双下肢肌间静脉血栓形成。

⑥ 低钾低钠血症。

⑦ 高血压2级。

CT表现

2020-02-11 CT示双侧胸廓对称，双肺透光度减低；双肺纹理增多、紊乱；双肺呈"白肺"表现，其内可见多发大片状、团片状密度增高影，边界不清；伴磨玻璃影、"铺路石"征及小叶间隔增厚征象；双肺下叶可见实变影，其内见"空气支气管"征。气管、支气管开口通畅；纵隔见多发淋巴结显示。心影未见异常。左右冠状动脉管壁见斑点状钙化灶。双侧胸膜增厚；双侧胸腔少量积液。考虑：① 病毒性肺炎可能性大；② 左、右冠状动脉管壁点状钙化灶；③ 双侧胸膜增厚（图4-70）。

2020-02-23 CT示未完全康复（图4-71）。

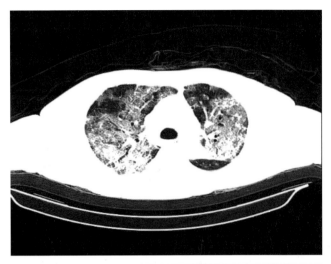

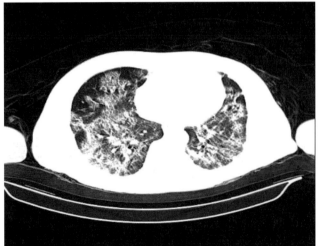

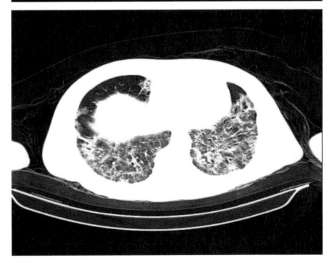

图4-71　病例30肺部CT影像图二

CT显示未完全康复

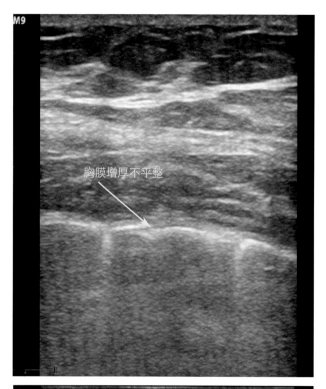

胸膜增厚不平整

超声表现

2020-02-12肺部超声显示双侧胸膜线轻微增厚，部分连续性中断，病变区域B线增加，间距<7mm，未见明显实变影像，超声所见提示间质性肺水肿（肺泡性肺水肿）（图4-72）。

2020-02-17肺部超声显示双侧胸膜线轻微增厚，部分连续性中断，B线较2020-02-12明显增加，部分可见致密融合B线，B线间距<3mm，增厚的胸膜下可见散在小片状实变区，可见动态支气管充气征。超声所见提示间质性肺水肿（肺泡性肺水肿），双肺多处实变，较前肺部损害加重（图4-73）。

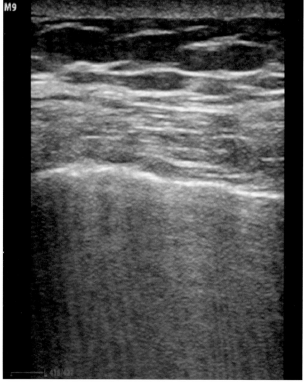

图4-72 病例30肺部超声声像图一

超声声像图显示双侧胸膜线轻微增厚，部分连续性中断，病变区域B7线增加，未见明显实变影像

小结

此病例为新冠肺炎危重病例，CT和超声检查均提示有胸膜增厚，双肺间质综合征（肺泡性肺水肿），诊断两者吻合。由于患者病情危重，后期采用超声对患者肺部进行监测。2020-02-12显示双侧胸膜线轻微增厚，部分连续性中断，病变区域B线增加，间距<7mm，未见明显实变影像。2020-02-17双肺野B线较2020-02-12明显增加，部分可见致密融合B线，B线间距<3mm，增厚的胸膜下可见散在小片状实变区，可见动态支气管充气征。病情加重。肺超声有效、简便、快捷、易行，可作为新型冠状病毒肺炎诊断和指导治疗的影像学补充手段。

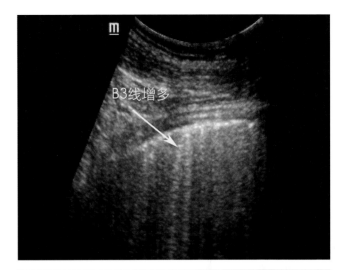

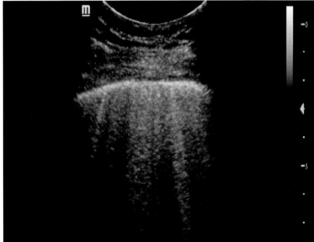

图4-73　病例30肺部超声声像图二

超声声像图显示双侧胸膜线轻微增厚，部分连续性中断，B线较2020-02-12明显增加，部分可见致密融合B3线，增厚的胸膜下可见散在小片状实变区，可见动态支气管充气征。超声所见提示较前肺部损害加重

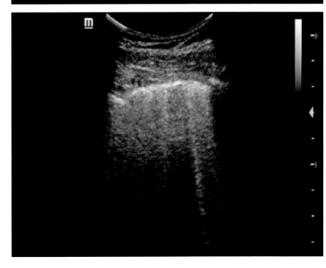

第三节　新型冠状病毒肺炎心肺损害病例

病例31

患者萧××，女，45岁，因"发热7天、胸痛1天"入院

体格检查：血压111/73mmHg，心率118次/分，体温36.5℃，听诊双肺呼吸音粗，心率齐、心动过速，心前区未闻及明显杂音，余查体未完成。

辅助检查

（1）血常规　白细胞计数$11.7×10^9$/L，中性粒细胞数$10.3×10^9$/L，血小板计数428g/L。

（2）凝血功能　D-二聚体3.39μg/nL。

（3）心梗指标　肌钙蛋白9889.4ng/L。

（4）心衰指标　B型钠尿肽632pg/mL。

（5）新型冠状病毒核酸检测　阳性。

临床诊断

① 新型冠状病毒肺炎。

② 心肌梗死伴左心室收缩功能减低。

③ 左心室心尖室壁瘤并附壁血栓形成。

超声表现

2020-02-14心脏超声检查提示：符合左心室广泛前壁心肌梗死声像图改变；左心室心尖室壁瘤并附壁血栓形成；左心室收缩功能减低（图4-74）。

2020-02-18心脏超声检查提示：符合左心室广泛前壁心肌梗死声像图改变；左心室心尖室壁瘤并附壁血栓形成；左心室收缩功能减低。较4天前检查比较，血栓体积增大，左心室收缩功能进一步下降（图4-75）。

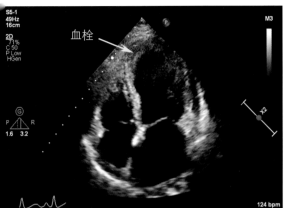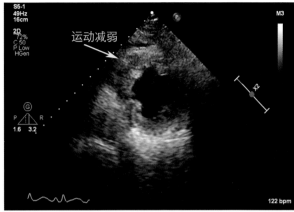

图4-74　病例31心脏超声声像图一

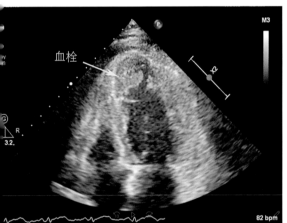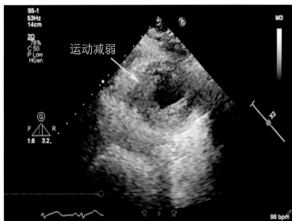

图4-75　病例31心脏超声声像图二

小结

此病例为新型冠状病毒肺炎合并左心室广泛前壁心肌梗死，同时伴有左心室心尖室壁瘤并附壁血栓形成，左心室收缩功能减低。超声是心血管检查首选的检查方法。在此次疫情中，超声利用简便、无创、重复性高的优势，承担了床旁对该患者心血管并发症的诊断和监测任务。

病例32

患者张××，男，73岁，因"发热十余天，肺部CT提示双肺感染，病毒性肺炎不排除"入院。

体格检查： 血压128/74mmHg，心率72次/分，体温38℃，双肺呼吸音弱，可闻及湿啰音，余无明显异常。

辅助检查

（1）炎症指标　中性粒细胞数$6.5×10^9$/L，C反应蛋白170mg/L，红细胞沉降率56mm/h。

（2）B型流感病毒　36.5ng/L。

（3）心功能衰竭指标　B型钠尿肽1077pg/mL。

（4）新型冠状病毒核酸检测　阳性。

临床诊断

① 新型冠状病毒肺炎。

② 扩张型心肌病伴心脏功能降低。

③ 主动脉瓣重度反流。

超声表现

心脏超声检查：左心增大，以左心室明显；左心室壁运动弥漫减弱，心肌内肌窦丰富；左心室收缩功能减低，估测射血分数32%；主动脉瓣口大量反流信号（图4-76）。

小结

此病例为新型冠状病毒肺炎合并扩张型心肌病、重度主动脉瓣反流和左心室射血分数降低、左心室壁运动弥漫减弱的患者。在此次疫情中，超声利用简便、无创、重复性高的优势，承担了床旁对该患者的心血管并发症的诊断和监测任务。

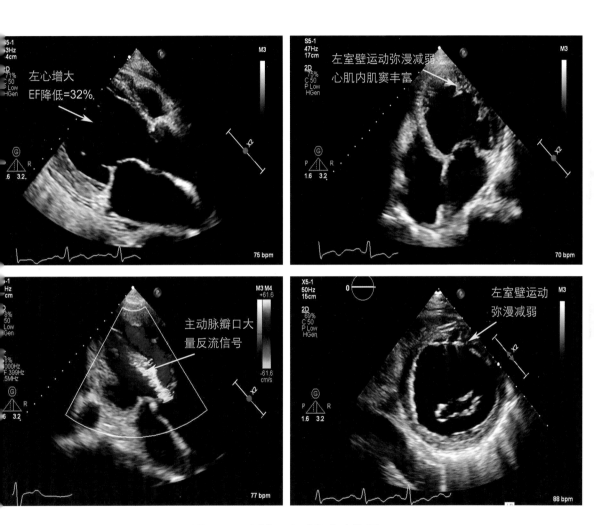

图4-76　病例32心脏超声声像图

病例33

患者吴××，女，68岁，临床确诊为新型冠状病毒肺炎20天。

辅助检查

（1）D-二聚体＞20μg/mL。

（2）新型冠状病毒核酸检测　阳性。

临床诊断

① 新型冠状病毒肺炎。

② 右侧腘静脉、胫后静脉、肌间静脉血栓形成。

CT表现

双肺多发斑片状磨玻璃影，伴小叶间质增厚，肺外带为主，双肺下叶部分实变，考虑病毒性肺炎（图4-77）。

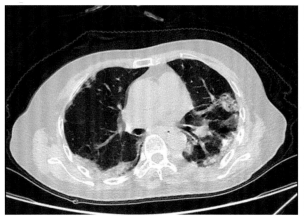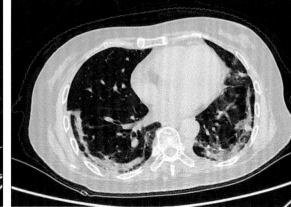

图4-77　病例33肺部CT影像图

超声表现

血管超声检查：右侧腘静脉、胫后静脉、肌间静脉可见实性低回声充填，彩色多普勒超声显示其间未见血流信号填充，加压未见形变。超声所见提示右侧腘静脉、胫后静脉、肌间静脉血栓形成（图4-78）。

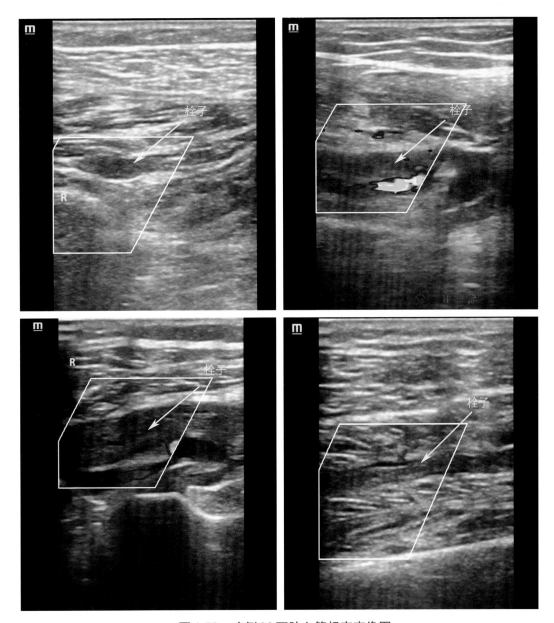

图4-78 病例33下肢血管超声声像图

小结

此病例为新型冠状病毒肺炎合并右侧腘静脉、胫后静脉、肌间静脉血栓形成。在此次疫情中,中老年发病率高,患者中合并心血管基础疾病和并发症较多,超声利用简便、无创、重复性高的优势,承担了床旁对该患者的心血管基础疾病和并发症的诊断和监测任务。

第四节 新型冠状病毒肺炎复阳病例

病例34

患者罗××，男，23岁，新冠肺炎治愈后11天冠状病毒核酸检测复阳，于2020年2月20日入院。

现病史：入院前1个月，患者于武汉返回成都后无明显诱因出现发热，最高体温38℃，伴肌肉酸痛、关节疼痛，偶有咳嗽、咳白色泡沫痰，无气促，胸闷，无胸痛，无咯血，无潮热盗汗等表现。患者于1月23日至成都某大学附属医院就诊，冠状病毒核酸检测阳性，诊断考虑新型冠状病毒肺炎（普通型）。2020年1月26日转至成都市公共卫生医疗中心进一步治疗，予以α-干扰素雾化、洛匹那韦、利托那韦片抗病毒治疗后上述症状明显好转，多次复查病毒核酸检测阴性，复查胸部CT提示双肺病变明显好转（具体情况不详），遂于2020年2月8日办理出院，于家中自行隔离观察治疗，期间患者严格执行居家隔离，未与外界接触。2020年2月19日患者例行于当地社区医院复查冠状病毒核酸检测，2020年2月20日接疾控中心通知冠状病毒核酸检测阳性，遂由本院急诊科专车接入本院继续治疗。

既往史：13年前因"阑尾炎"行手术治疗，6年前诊断"胃溃疡"，具体不详，未给特殊治疗。否认肝炎等传染病史，否认过敏史，否认输血、外伤史，预防接种史不详。

个人史：2020年1月17日到武汉旅游，1月19日返回成都。

体格检查：体温36.3℃，脉搏89次/分，呼吸18次/分，血压121/79mmHg，血氧饱和度97%。神志清楚，精神可，胸廓对称，双侧呼吸运动对称，双侧语颤对称，叩诊清音，双肺听诊无法进行，胸部、心腹查体未见异常。

辅助检查（2020-1-26）

（1）院外胸部CT　双肺少许散在纤维条索影。

（2）血常规　白细胞计数$6.92×10^9$/L，中性粒细胞数$3.54×10^9$/L，淋巴细胞数$2.13×10^9$/L，血红蛋白含量159.0g/L，血小板计数$264×10^9$/L。

（3）T淋巴细胞亚群　$CD3^+CD4^+$计数1011/μL。

（4）生化检查　电解质正常；尿素4.78mmol/L，血肌酐61.0μmol/L，血尿酸485μmol/L；血糖5.33mmol/L；血脂正常；丙氨酸氨基转移酶41U/L，碱性磷酸酶63U/L；谷氨酰氨转移酶4U/L，白蛋白47.3g/L，总胆红素4.0μmol/L，总胆汁酸5.5μmol/L。

（5）心肌酶谱　乳酸脱氢酶（活性）203U/L，羟丁酸脱氢酶（活性）132U/L，肌酸激酶（活性）44U/L，肌酸激酶同工酶（活性）13U/L。

（6）血气分析　pH 7.380，二氧化碳分压41.80mmHg，氧分压181.2mmHg，氧饱和度100.0%，碳酸氢根24.1mmol/L，乳酸2.40mmol/L。

（7）新型冠状病毒核酸检测　阳性。

临床诊断

新型冠状病毒肺炎（普通型）。

CT表现

2020-01-21 CT示：右肺下叶后基底段、中叶外侧段及左肺上叶尖后段、上舌段、下叶后基底段下叶见少许浅淡斑片状磨玻璃影，密度不均匀，边界欠清，考虑炎症（图4-79）。

2020-02-20行冠状病毒核酸检测再次阳性，CT表现为双肺少许散在纤维条索影，边缘稍模糊（图4-80）。

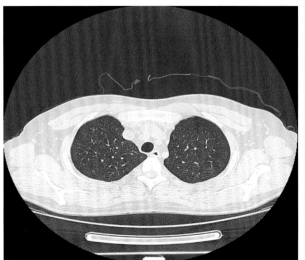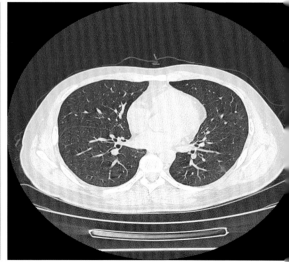

图4-79　病例34肺部CT影像图一

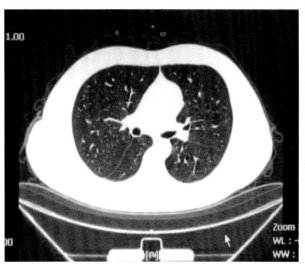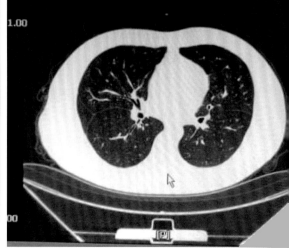

图4-80　病例34肺部CT影像图二

CT显示双肺少许散在纤维条索影，边缘稍模糊

超声表现

出院前检查，超声动态和静态图像显示其胸膜线轻微增厚，连续。左右侧上下BLUE点B线增多，A线可见。超声提示双肺下叶间质性肺水肿（2020-2-7，图4-81）。

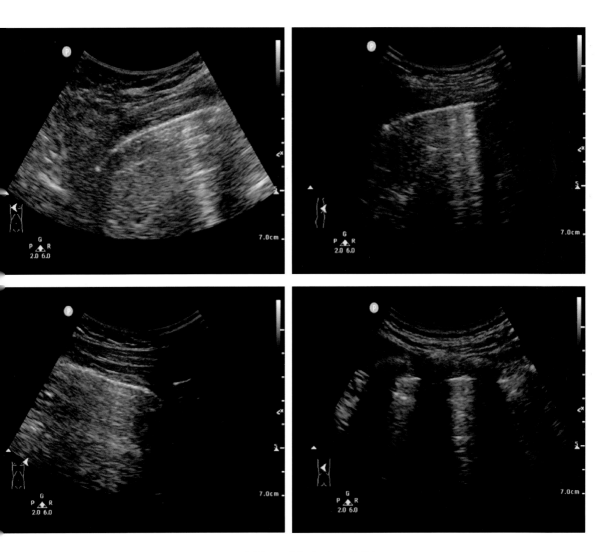

图4-81　病例34肺部超声声像图一

冠状病毒核酸检测再次阳性入院进行超声检查（2020-2-21）：双肺肺泡胸膜综合征点（PLAPS点）处胸膜线增厚，A线消失，可见稀疏B线4～5条。其余各点超声图像正常。超声提示双肺下叶间质性肺水肿（图4-82）。

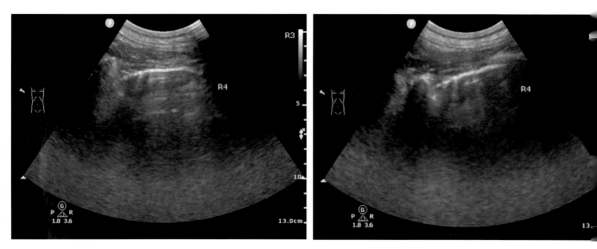

图4-82　病例34肺部超声声像图二

小结

此病例为新冠肺炎普通型病例治疗后冠状病毒核酸检测再次阳性，出院前后超声检查，尽管大部分区域显示无异常改变，但是第一次出院和第二次入院超声检查，双肺PLAPS点胸膜线增厚，A线消失，可见B线增多，均提示间质性肺水肿改变。此病例提示超声可作为新型冠状病毒肺炎监测和转归评价手段之一。